# 破译闪电密码

[ NERVOUS SYSTEM/神经系统 ]

豆麦麦 / 著　立米 / 绘

陕西新华出版传媒集团

陕西科学技术出版社

**图书在版编目(CIP)数据**

破译闪电密码:神经系统 / 豆麦麦著. —西安:陕西科学技术出

版社, 2015.3 （2020.8重印）

ISBN 978-7-5369-6382-5

Ⅰ. ①破… Ⅱ. ①豆… Ⅲ. ①人体－神经系统－青少年读物

Ⅳ. ①R322.8-49

中国版本图书馆 CIP 数据核字(2015)第 037609 号

**破译闪电密码(神经系统)**

| | |
|---|---|
| **出 版 者** | 陕西新华出版传媒集团　　陕西科学技术出版社 |
| | 西安市北大街 131 号　　邮编 710003 |
| | 电话(029)87211894　　传真(029)87218236 |
| | http://www.snstp.com |
| **发 行 者** | 陕西新华出版传媒集团　　陕西科学技术出版社 |
| | 电话 （029）87212206　　87260001 |
| **印　　刷** | 华睿林（天津）印刷有限公司 |
| **规　　格** | 720mm×1000mm　　　16 开本 |
| **印　　张** | 10 印张 |
| **字　　数** | 54 千字 |
| **版　　次** | 2015 年 5 月第 1 版 |
| | 2020 年 8 月第 2 次印刷 |
| **书　　号** | ISBN 978-7-5369-6382-5 |
| **定　　价** | 23.80 元 |

## 版权所有　　翻印必究
（如有印装质量问题,请与我社发行部联系调换）

## CONTENT ABSTRACT
## 内容简介

　　毛小逗、麦麦罗、安千儿三人在学校组织的一次野外生存训练营大考验中意外地走失，误入巨人族生存的"时间空间"。

　　在"时间空间"里，三人遇到了巨人克洛奇，在巨人克洛奇的眼中，三个孩子显得非常渺小。

　　巨人克洛奇躯体庞大。由于庞大的身躯需要极大的能量才能维持其基本生存，因此，巨人克洛奇使用两大方式维持生命：一是不断地寻找食物，以供身体能量的需求；二是减少活动，常常嗜睡。

由于生存环境的恶化，巨人族的食物越来越少，他们开始靠寻觅一些树叶、杂草来维生。毛小逗、麦麦罗、安千儿进入"时间空间"，跌落神秘之地后，身上沾满了树叶、杂草，正巧遇到了正在寻觅食物的克洛奇，便随着树叶、杂草被克洛奇吞入腹中。

由此，三人来到了另一个"生存空间"——巨人克洛奇的躯体内，并在这个生存空间里开始了一次神奇的人体探索之旅！

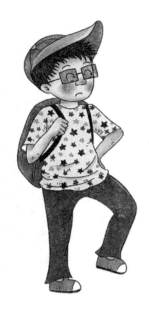

毛小逗：毛小逗的爸爸是一位生物学家，受爸爸的熏陶，毛小逗自幼热爱科学，和别的孩子一样对任何事物都充满好奇与疑问。他不但热爱科学，还喜欢冒险。

姓名：毛小逗
性别：男
年龄：少年

THE MAIN CHARACTER

主角

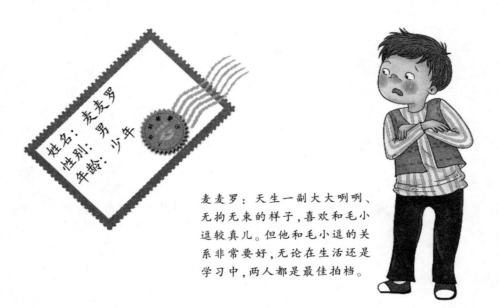

姓名：麦麦罗
性别：男
年龄：少年

麦麦罗：天生一副大大咧咧、无拘无束的样子，喜欢和毛小逗较真儿。但他和毛小逗的关系非常要好，无论在生活还是学习中，两人都是最佳拍档。

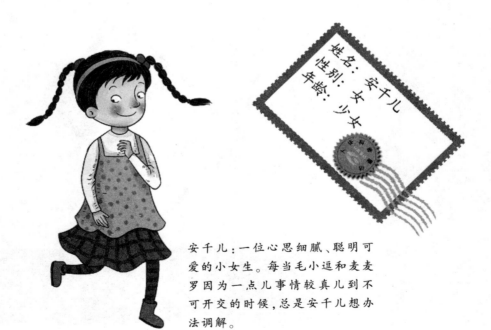

姓名：安千儿
性别：女
年龄：少女

安千儿：一位心思细腻、聪明可爱的小女生。每当毛小逗和麦麦罗因为一点儿事情较真儿到不可开交的时候，总是安千儿想办法调解。

# CATALOG

## 目录

CATALOG

目录

第1章

· · · · · · · · · · · · · · · · · · · · · · · · · · · ·

# 周围神经系统

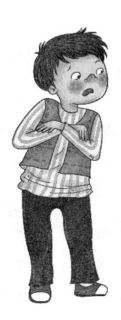

周围神经系统

## ①神奇的神经树杈

如同世界的演变一般，又像是无穷无尽的太阳光辉洒落，神圣、奥妙、瑰丽已经无法形容这片浩瀚的神经系统的传输了。

向着远处看去，树杈一般的神经系统上不停地游走着斑斑点点的信息讯号，一个个银白色的光点在金黄色的树杈上煞是美丽。

毛小逗顺着树杈远远望去，就在远方那一片浩瀚美景中，无数的光点闪动着。闪电，像是闪电一样，从毛小逗、安千儿、麦麦罗的眼前划过。

"那是什么？"麦麦罗管不住自己的大嘴巴，忍不住问道。

"快！快！快！我们去抓一个！"

"麦麦罗，那可是神经系统，你别发神经了！你不可能抓住信息的！"安千儿盯着麦麦罗无奈地说道。

"你怎么知道！我们快走！毛小逗，我们这次一定能把信息抓到手里。嘿嘿。"

安千儿盯着毛小逗，又鄙夷地看了看麦麦罗说道："你们总该给大脑说说你们的想法吧！"

麦麦罗一听急忙摇头："那怎么可以！信息可是大脑发出去的，我们如果给大脑讲的话，那岂不是自投罗网。"

麦麦罗和安千儿、毛小逗快速地沿着神

经系统飞奔过去，他们被神经节上的光芒映照得像是披着光辉的"小金人"，拥有无可比拟的姿态。

不大一会儿，他们便从大脑走到了一个神经元上。一路上他们都被惊呆了，即便是看了半个小时的神经系统的传递也不愿把头转过去。这里像是一个神灵的世界一样。

"快看！"麦麦罗指着大脑的方向，一个金黄色的信息讯号从大脑的小端传递过来。

安千儿和毛小逗急忙抬头看去，只见在光辉中一个信息讯号披洒着光芒，从大脑的下端沿着神奇的神经树杈向着肢体走去。

"什么人？你们在这里干什么？"一个磅礴的声音在麦麦罗的身后响起。

声音生硬无比，听上去有些沙沙的，像是斧头砍树木发出的摩擦声，刺耳得让人神经发软。

"嘘。"毛小逗用食指放在嘴边做了个噤声的动作，然后扭头看着早已被吓得脸色发

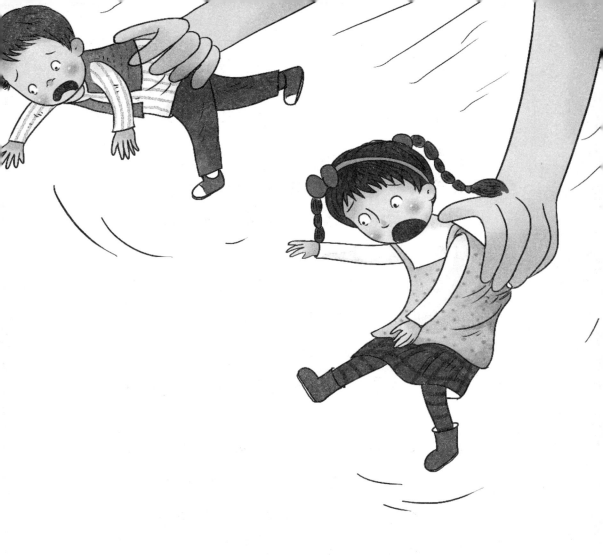

白的两个小伙伴。

"把他们都给我抓起来。"

紧接着,毛小逗、安千儿和麦麦罗转过头看向这声音的主人。

一张巨大的脸庞出现在三个人的眼前,

两队小兵从这人的身后出来，全都身穿着神圣的制服。

安千儿都看呆了："连抓人也这么炫！"

"花痴！"毛小逗的拳头差一点落在安千儿身上。

一路上毛小逗和麦麦罗全都没有说话，只有安千儿不停地问着押运他们的士兵。

一个高瘦一些的士兵吼道："叫什么叫！马上就到地方了，你们三个别打歪主意，我们神经系统可是跑得最快的。"

果然不到两分钟，安千儿和毛小逗、麦麦罗全都被关押在一座黑暗的小屋子里。

毛小逗自始至终都咬着嘴唇握着拳头，如果说以前遇到的都是小儿科的话，这次可就是小巫见大巫了，他有点不安地看了一下身边的麦麦罗，似乎等这个一向善于调节气氛的活宝出来说点什么。

可是此时此刻，麦麦罗该说点什么呢。看着这个黑洞洞的小屋子，以及那个唯一能透

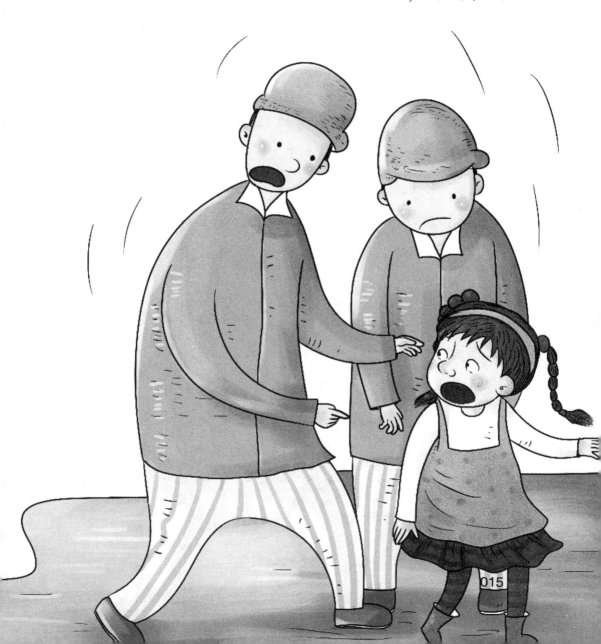

露出一点光的小窗户，先别说要出去了，估计活命都难。

　　现在唯一的希望就是毛小逗，可是在这

些强大的对手面前，他又能做什么呢？

　　毛小逗透过唯一可以看到光的小窗户仔细瞧着外面的景象，嗯，陌生，除了陌生他不知道还可以用什么词来形容自己看到的一切。哦，还有一个词，那就是古怪。

　　是的，这里处处透漏着古怪。从莫名其妙地被围攻到被囚禁不过短短几分钟的时间，小伙伴们却觉得像是过了几个世纪那样久。

　　就在毛小逗试图从有光亮的地方入手时，这个古怪的小黑屋子里突然传出了类似机械的声音："注意：私自潜逃的人要受到严厉惩罚。"

　　这个之前被麦麦罗称赞的很酷的声音此刻听起来却那么不合时宜，他艰难地动了动嘴唇，吐出几个字："我想离开。"

　　"离开"，此刻对他们来说，是多么美好的两个字。何止他想离开，这里的其他人，毛小逗，安千儿，哪个不想离开呢。可是并不是说想离开就能离开的。

毛小逗叹了口气："既来之则安之，他们这样冒昧地抓我们来，肯定有别的事情，我们还是先安静下来吧。"

他说着走到毛小逗和安千儿身边，示意他们放轻松。可是，没有人能真正地放松下来。

## ②陌生环境大考验

这场劫难仿佛是命中注定的——如果非要用一句话来形容他们的遭遇的话。

因为好不容易从危险区出来的他们，谨记教训，本着"有热闹不能凑"的思想继续前行在这个人生地不熟的地方。

他们当时正在一起分享彼此对上一个旅程的感受，忽然凌空出现了一群不熟悉的人并把他们抓来。

这真的是凌空出现啊，时间退回到他们刚刚告别小士兵的那一刻。

"哼，你以为就你学到了很多东西啊，我告诉你，我也学到了很多。"现在说起来，安千儿还是倍感自豪。

"得了，别得意了，一到关键时刻就知道哭的家伙。"麦麦罗忍不住笑了，其实他也是逗逗安千儿，一个女孩子跟着他们走了一路，的确不容易。但是他嘴上依旧说着："你瞧瞧我和毛小逗，不管发生什么事情都如此淡定。"

毛小逗看着两个斗来斗去的小伙伴无奈地叹了口气：哎，这个样子，何以成大事啊。当然他心里这样想的时候也鄙视了自己一把，自己何尝不是和他们一样也想比来比去的。

"哈哈哈，终于找到你们了。"一个类似机械的声音突兀地响起。

起初三个小伙伴还以为是谁的恶作剧，毕竟这一路上遇到太多这样那样的事情，他们早就练就了一副淡泊名利，哦，不，是宠辱不惊的本领了。

"你猜他会说什么？"麦麦罗望着身边的毛小逗说。

毛小逗白了麦麦罗一眼："无非就是我们打扰了他的清净，然后吓唬我们，或是很友好地做自我介绍。"

难怪毛小逗会这样想，你要知道在这一路上他们遇到的可不都是这种情况嘛，这样经历多了，他们也知道了，那些看上去很凶的人偶尔也会调皮地逗弄他们一下。

毛小逗和麦麦罗转身看到身后张着大嘴巴万分惊恐的安千儿时，还以为她最近迷上演戏了呢，你瞧瞧她那副表情那个样子，拿个影后应该是没问题的了。

就在他们两个要开口说什么的时候，安千儿指着他们身后，惊恐地大叫："电，电。"

毛小逗还未开口，麦麦罗已经很淡定地开口了："不要那样喊了，小千儿，我们知道，'你是电，你是光，你是唯一的神话。'"

"那个。"安千儿此刻的脸色只能用"惨

白"来形容了，毛小逗扭头的瞬间也变了脸色。

是的，安千儿没和他开玩笑，在他和麦麦罗的后面有什么东西，并且像电线一样碰撞在一起激起层层电花。

这已经不是奇观了，麦麦罗看到眼前的景象时，唯一能做的就是故作镇静："你声音好酷哦。"他所说的声音就是那个类似机械的声音。

随着"嘶啦"的一声，有什么东西和麦麦罗擦肩而过，他唯一的感觉就是手臂有点麻麻的，转身却什么都没看到。但是很快他就明白了刚才那个是什么东西，那些随着"嘶啦"的一声撞击成电花的不明物种正呼啸着再次从麦麦罗身边划过。

"别，别，别激动嘛。"这个时候麦麦罗终于明白了，那个隐在背后的人根本不是来和自己谈天说地的，当然更不是为了聊人生谈理想的了。

"走。"安千儿小声示意两个小伙伴。俗话说得好，惹不起我还躲不起嘛，三十六计走为

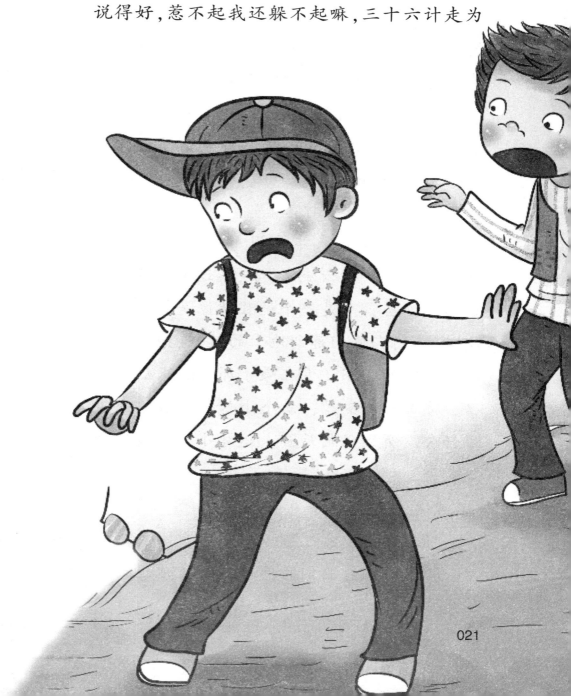

上策,我们开溜。

显然他们低估了对方的能力,而高估了自己的智商,因为就在他们三个刚刚迈开脚步的时候,就听到"嘶""刺"的声音。

然后,就没有然后了。

他们只觉得眼前一黑,身子似乎被抛到了半空中,就在他们张口喊"救命"的时候,身子又开始迅速往下掉落。

整个过程如果非要用一个词来形容的话,那就只有"行云流水"了,不过似乎这个词也不太恰当,可是整个过程就像是排练了好几遍似的,在他们落到地上的时候,想要呼喊的"救命"两个字还卡在嗓子那儿没能喊出。

周围一片漆黑,三个小伙伴屏住呼吸等了好久没听到任何反应,这才小心翼翼地开口。

"这,这是哪里?"

"他,他要干嘛?"

这些困扰着他们的问题铺天盖地迎面扑

来，可是此时此刻他们只记得那个奇观以及那个机械般的声音，除此之外，可以说对这儿一无所知。

究竟是谁抓他们来，所为何事。

不知道过了多久，突然有个窗户被打开了，而且有一点点光亮。这点光亮让他们看到了生的希望。

"开门啊，开门啊。"

"有没有人？"

"救命啊！"

三个小伙伴不约而同地扑到了那扇小窗子前，让他们绝望的是，不管他们怎么喊，回答他们的除了偶尔的回声之外，再没有任何声音。

## ③司令官周围神经系统

就在三个小家伙愁眉苦脸想着如何逃脱这个地方时，在另一个辉煌的大屋子里的人把目光从墙上的大屏幕上转了过来。

"报告司令，三个小家伙已经抓到了。"门被推开，有个小士兵走了进来。

"我知道。"司令似乎是在想什么，良久他摆了摆手，"交给你了，摆平他们。"

"如果……"那个小士兵顿了一下继续问道，"如果小家伙们不听从呢？"

"不听从啊，很简单。"司令说着又转身看着屏幕里三个小家伙的样子，随手一挥，"不得不听从。"

在小士兵退出之后，司令看着屏幕里的三个小家伙喃喃地说了句："不管做得对不对，我这也是没办法的办法了啊。"

"稍安勿躁"一词是很难抚慰他们的心情，他们此刻又害怕又焦灼。在这个有点狭小的黑屋子里，敌人能掌握他们的一举一动，而他们却对对方一无所知，更谈不上了解对方所做的目的。

毛小逗仔细研究了一下周围的环境，安

慰身边的两个小伙伴："没事的，他们抓我们来，到现在也没对我们做出什么事情，我想肯定是有需要用到我们的地方，我们就安心等着，总会来的。"

"啪，啪。"拍手的声音传到三个小家伙耳朵里时，他们先是愣了一下，随即明白是毛小逗口中那些需要他们的人要出现了。

果然在这样安静的环境中，有声音突兀地响起："还算聪明，看来找你们来是对的了。"对于这个突然出现的人，小家伙们像见到了救命稻草一般。

"你是谁？"

"你们要干什么？"

对方似乎在想着如何开口，不得不说这段时间是最难熬的，越是寂静越是让人心慌。麦麦罗看了毛小逗一眼，有点紧张地用左手握着右手，或许是错觉，麦麦罗总觉得听到了自己的心跳声。那种"咚咚咚"的似乎要从胸腔里跳出来的声音吓到了自己，这，这是怎么了。好歹还在安千儿面前吹嘘过自己是一代大侠，天不怕地不怕的，这个时候怎么如此没骨气。

安千儿也紧张得要死，她何时见过这样的阵仗啊，就算是被吓得哇哇大哭时好歹能哭出来啊，可是此时此刻，她觉得浑身上下都僵直着，动也不能动。

毛小逗则是把那些他认为会发生的突发状况全部想了一遍。他总是尽量把有利的事情往自己这边想，但是思考的结果似乎都是事与愿违。

"我们是谁一点儿都不重要。"那个机械的声音再次响了起来，"重要的是，我接下来要说的话。"

"嗯，当然，正如那个小家伙猜的一样，我们找你们来是需要你们帮个忙。"

那个声音总让麦麦罗想到机器人的声音，他不自在地扭了一下身子小声嘟囔了一句："有这样对待要帮助你们的人的吗？"

显然这个声音被那个隐在幕后的人捕捉到了，他顿了顿说道："如果你们能好好合作，帮我们做好几件事情，我们当然会护送你们走出这个地方。"

"那，如果我们不同意呢？"安千儿小声问了一下，直觉告诉她这个人可不是什么好人，可能是个坏蛋。

"不同意？"那个声音里满是嘲讽，"很简单，那你们三个就在这里好好玩玩儿吧，最好一直玩儿下去。"

"什么，什么叫一直玩儿下去？"安千儿有点不解地看向毛小逗，"谁要在这个破地方玩儿啊。"

"就是，这个鸟不拉屎的地方，你愿意你自己在这儿玩儿。"听到对方说有事需要自己帮忙的时候，麦麦罗起初的担心害怕全部烟消云散了，他此刻唯一想到的就是：既然要让我们帮忙，就要说说好话，他哪知道对方心里究竟打着什么样的如意算盘呢。

　　"他的意思是——"毛小逗顿了顿，一脸严肃地看着两个小伙伴，"如果我们不配合，就别指望走出去了。"看着两个小伙伴那个样子，毛小逗可真是担心呀，那句话怎么说来着，不怕神一样的对手，只怕猪一样的队友。咳，当然，这可不是说安千儿和麦麦罗怎么样，只是在这个关键时刻，他们两个根本没意识到自己正处于危险中。

　　"啊。不让出去？"

　　"这，这不是囚禁吗？绑架？这个，这个可是犯法的啊。"麦麦罗听明白后觉得有点害怕了，这都是什么人啊。

　　"时间紧迫，我能给你们的时间就30秒，你们考虑一下吧，做还是不做。"那个机械般的声音冷冰冰地再响起来时，依旧不带一丝情感。

　　什么，30，30秒？这个时间也太短了吧？

　　"喂，你给的思考时间就这么短啊？"麦麦罗不满地喊了一句。

而他得到的答案却是："你们的时间到了！就等着大难临头吧！"

这个，这个，麦麦罗赶紧把求救的眼神投向毛小逗。

"等一下！"毛小逗突然很害怕那个还没露面的人私自离开，如果他离开了，自己和小伙伴们怎么办呢？这还真是个问题。

"哦？"似乎早就料到了小家伙们会这样，那个声音的主人慢悠悠地继续说道，"你们考虑出结果了吗？你们也是怕死的嘛！"

"你，你好歹要告诉我们，让我们做什么吧，这么神秘，什么都不告诉我们，要我们怎么做嘛。"毛小逗算是弄清楚眼前的情形了，绝对不能和他们闹僵，只能顺着他们的意思来。

"就是啊，既然要我们帮忙，事情都不说清楚，要怎么帮。"麦麦罗不愧是了解毛小逗的人，很快也明白了这是拖延之计，便顺着他的话往下说了。

　　而那个隐藏在暗处的人则是一言不发地听完他们的意思，良久才开口："你们既然到我手里了，就别想再偷偷出去了，你们只要答应会帮助我们就可以了，其他的就不用管了。我就是这里的神！无所不能！让你们永远待在这里也不是什么难事！"

　　"这可不行，你这不是逼着我们签不平等条约嘛，明明是人人平等的，这可不公平。"

　　"就，就是嘛。"

　　"你到底是什么人，这里是什么地方？"安千儿也被逼得大吼起来。

　　"我是谁？哈哈！告诉你们也算不了什么，这里是我的地盘！"

　　"听说过周围神经系统吗？一群白痴！"

　　"周围神经系统？"毛小逗疑惑地反问，"就是那个和小脑相连的周围神经系统？"

　　"你说的很对！也让你们死得明白！周围神经系统联络于中枢神经和其他各系统器官之间，包括与脑相连的 12 对脑神经和与脊髓

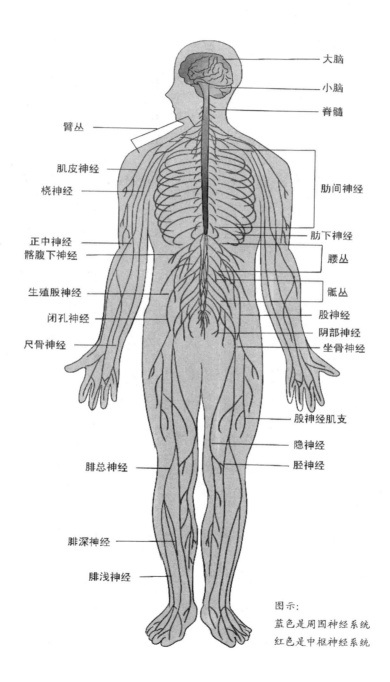

大脑

小脑

脊髓

臂丛

肌皮神经

桡神经

肋间神经

肋下神经

正中神经

髂腹下神经

腰丛

骶丛

生殖股神经

闭孔神经

股神经

阴部神经

尺骨神经

坐骨神经

股神经肌支

隐神经

胫神经

腓总神经

腓深神经

腓浅神经

图示：
蓝色是周围神经系统
红色是中枢神经系统

**031**

相连的 31 对脊神经。按其所支配的周围器官的性质可分为分布于体表和骨骼肌的躯体神经系统和分布于内脏、心血管和腺体的内脏神经系统。"

周围神经系统问道："你们知道周围神经系统的作用吗？"

几个小家伙摇摇头。

周围神经系统继续说道："周围神经系统的作用，就是站在前沿打仗的司令官。他把脑和脊髓与全身其他器官联系起来，使中枢神经系统既能感受内外环境的变化，还能传出神经传达的调节指令，调节体内各种功能。"

看情形周围神经还没有讲完。

周围神经系统继续神奇地说："周围神经的主要成分是神经纤维。知道什么叫神经纤维吗？"还没等小家伙们开口，他又讲了起来，"神经纤维就像你们生活中的光缆一样，是传递神经信号的介质，它的主要功能是对神经冲动（当兴奋细胞受到刺激时沿神经纤维传导)发生传导，其传导的速度也很快，每秒达2~120米，传导的过程是以生物电信号的形式进行的。"

"根据神经纤维传导的方向不同，神经纤维可以分为两类：一类是把来自外界或体内的各种刺激转变为神经信号向脑、脊髓传递的纤维，称为传入神经纤维，也叫感觉神经纤维；另一类是把兴奋从脑、脊髓传向外周的传出神经纤维，也叫运动神经纤维。"

"由于神经纤维是由神经细胞的轴突(神经细胞的输出通道，作用是将细胞体发出的神经冲动传递给另一个或多个神经细胞或分布在肌肉或腺体的效应器。在神经系统中，轴突是主要的信号传递渠道)或树突、髓鞘(包裹在神经细胞轴突外面的一层膜，具有绝缘作用，可以防止神经冲动向周围扩散，以保证传导的准确性，并加快神经冲动的传递速度，同时起到保护轴突的作用)和神经膜组成，根据神经纤维有无髓鞘，还可以把神经纤维分为有髓神经纤维和无髓神经纤维两种。周围神经系统多数是有髓神经纤维，髓鞘是神经膜细胞的细胞膜反复缠绕在轴突周围形成的多层膜结构。有髓神经纤维每间隔一定距离，便有一个无髓鞘的狭窄处，此狭窄处称为神经纤维节或郎飞氏结。两个纤维节之间的一段称为结间段。神经冲动的传播是从一个神经纤维节跳到相邻的另一个神经纤维节的跳跃式传导。如果结间段愈长，跳跃的距离也就愈远，传导速度也就愈快。而无髓神经纤维只有神经膜、较细的轴突构成，没有髓鞘，没有神经纤维节，神经膜细胞包裹着若干轴突。无髓神经纤维的神经冲动传导只能沿着轴突进行连续性的传导，不能呈跳跃式传导。因此，无髓神经纤维的传导速度比有髓神经纤维慢得多。"

虽然周围神经纤维讲得自我陶醉，但是几个小家伙却打着自己的小算盘，一心想着怎么逃出去。

麦麦罗直接跳起来："算了，我们不出去了，有什么了不起。"边说边回头向毛小逗、安千儿示意：我们耗在这儿不走了，看他能把我们怎么样？

麦麦罗这样想，也这样做，就大大咧咧地找个地方盘腿坐了下来。

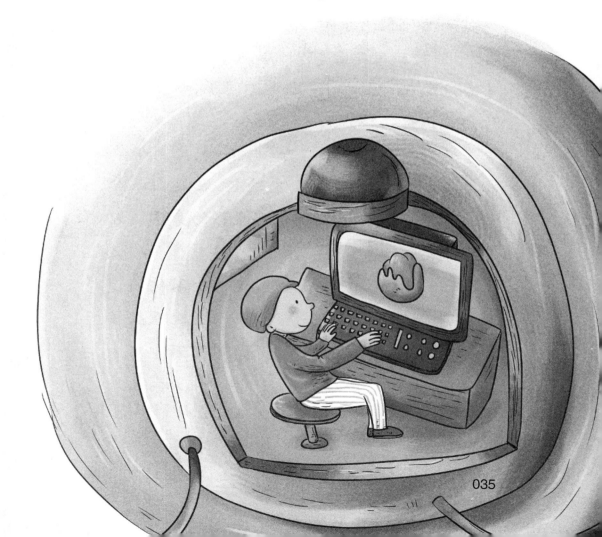

　　一直在看着屏幕的司令看到小家伙们准备破罐子破摔，一时慌了神，这可不行，这种大事怎么能耽误呢。

　　就在他各种着急的时候，突然脑子一动想出一个办法来，他噼噼啪啪地在面前按了几个键，远在黑屋子之前的士兵就收到了手令："既然他们不帮忙，不如……"

　　"你们确定不合作？"机械般的声音再次冷冷地响起，"好了，没思考时间了，这可都是你们自己选的哦。"

　　说完，伴随着"哈哈哈"的笑声，之前小伙伴们听到的"嘶啦"声再次响起，在他们还没做任何反应之前再次感觉到自己的身体被抛了起来。

　　"你们不是很勇敢吗？"这是小家伙们昏倒之前听到的最后一句话，"那么，就互相保护好彼此吧。"

第2章

· · · · · · · · · · · · · · · · · · · · · · · · · · · · · ·

## 眼睛的构造

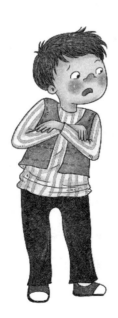

眼睛的构造

## ① 三个小伙伴走散

"毛小逗？"麦麦罗迷迷糊糊地从地上爬起来，轻声喊了一下，随即他就察觉到了不对劲。是的，不对劲，这个地方不是刚才的小黑屋，这里似曾相识，可是怎么都想不起来。而让他真正觉得恐惧的却是，这里除了他自己再没有其他人。

　　毛小逗不在，安千儿也不在，甚至只要他一走路就能听到自己的回声。怎么，怎么回事，他们两个去哪里了？

　　咦？地上是什么东西？麦麦罗随手捡起地上的东西，这个是地图？宝藏地图？啊，还有说明？这，这个到底是什么东西？自己的小伙伴都到哪里去了？

　　明明记得自己和小伙伴们被坏家伙关在一个黑屋子里了啊，好像还受到什么威胁了。等等，那个人说需要他们三个人的帮助？然后，然后自己和小伙伴拒绝了他的要求，再然后……哦，想起来了，肯定是那个坏家伙做的事情。

　　此时此刻麦麦罗唯一想到的就是先找到小伙伴们，可是要怎么走出去呢？哎，对了，地图！麦麦罗重新打开地图看了一下。这个点，如果往那边走的话……

　　"这是哪里？"安千儿看着这个陌生的地方不解地问，可是回答她的却是空荡荡的空气。

　　他们又跑到哪里去了？安千儿不满地摸索着前行。等等，脚底下是什么东西？安千儿后退一步看着那张纸，愣了一下捡了起来：这个是地图？不过这个地图好奇怪啊，这旁边还写着什么。

　　"安千儿……"啊，有人在喊自己？安千儿看了看四周就只有自己啊，难不成是听错了。她停下手里的动作竖起耳朵仔细地听着周围的风吹草动。

　　"安千儿？麦麦……"这下安千儿确定了，的确有人喊自己，而且好像是毛小逗。可是这个声音随即越来越微弱，到最后彻底没声了。

　　这，这是怎么回事？安千儿大声叫嚷道："喂，我在这里，我在这里。"显然她的呼喊声没有任何人可以听得到，可是，可是刚才明明听到有人喊自己啊。安千儿又低头看了看这个地图，这条路怎么弯弯曲曲的。朝哪边走？

　　有声音？毛小逗从地上爬起来的第一反

应是，他似乎听到了有什么声音。但是很快他就否定了自己的这一想法，因为这儿空荡荡的，除了自己和地上孤零零的地图再没有别的东西。但他还是有些不相信地对着四周吼了一嗓子："安千儿，麦麦罗……"

没有任何回声，在自己的意料之内。毛小逗拿着地图看了看：这个地方很熟悉，以前来过。这是他的第一反应。

"这个地方真奇怪。"毛小逗碰了碰周围的东西，很是不解，怎么会莫名其妙地来到这里呢？话说，这又是些什么东西？

毛小逗研究着手里的地图，看了好久都没有看懂。

"这个是脊髓。"突然出现的声音吓了毛小逗一大跳。同样被吓到的还有麦麦罗和安千儿，因为他们也突然听到了这个声音。

"我们为什么会，会在这里？"当然，他们三个很快意识到自己问了句废话，因为这个坏家伙直接无视了他们的问题。

"那，那你刚才说的脊髓是……"显然对方无视了他们不该问的问题，毛小逗索性直接问了此刻自己想知道的问题。

"这个嘛，友情提示，那个地方你去过的。"坏家伙并不回答毛小逗的问题，却故弄

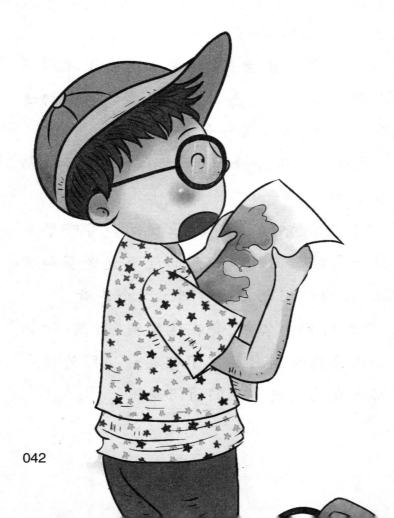

玄虚地回答了这么一句话后又再次失踪了。

"啊，你的意思是？喂，喂，喂。"无论毛小逗怎么喊，都不再有人回应，连同失踪的还有麦麦罗和安千儿的声音。无奈之下毛小逗只好看着地图以及周围的环境，希望能找出什么破绽来。

功夫不负有心人，很快，毛小逗就发现了问题：是的，这个地方很熟悉。只是这到底是哪里呢，他一时还真想不起来。

"啊……"麦麦罗确定以及肯定只要把自己的耳朵贴在地面上就可以听到毛小逗和安千儿说话，这个发现让他开心起来。这样的情况还不是太糟糕，好歹还知道有小伙伴们在，这才是努力走出这里的动力。

"喂，喂，喂，不会又听不到了吧？"安千儿不相信地拍了拍地，"我告诉你们哦，我在的这个地方可是很奇特的。"

"啊，什么奇特？"麦麦罗一边观察周围的环境，一边大声地问安千儿。

"是啊,是啊,有点奇特哦。"安千儿看着这些湿漉漉的地面不禁好奇地"咦"了一声,"这里好像刚下过雨呀。"

"哈哈哈,你逗我玩呢吧,怎么可能会下雨。"麦麦罗还没来得及说话,已经听到了毛小逗的笑声,难得见毛小逗如此不顾形象地傻笑,麦麦罗知趣地闭嘴不打扰他的兴致。

"哇哇,这里好美。"安千儿看着这些不断循环着的液体,忍不住惊呼道,"这里可以养小鱼了呢。"边说边顺着液体流动的方向跑去。

"什么?养小鱼?"麦麦罗忍不住喊了出来,"哪里可以养小鱼?"

许久没有得到任何回应,麦麦罗急着拍了拍地:"喂,喂,喂,又听不到我说话了吗?"

## ②摄影师——晶状体

安千儿盯着眼前的东西看了好久,看地

图这里好像可以出去？犹豫了一下，安千儿决定去试试看，如果可以出去，那可就再好不过了。

"咦，这是什么？"安千儿小心翼翼地摸了摸眼前的东西，在得不到任何回答之后她才明白现在又听不到麦麦罗和毛小逗的声音了，至于眼前这个东西到底是什么，则需要自己好好琢磨一番。

这个东西好熟悉，可是在哪里见过呢。安千儿歪着头想了半天，终于想起来了，这，这不是照相机镜头吗，这里怎么会有照相机镜头呢？难不成这里还隐藏着一个伟大的摄影师？

"喂，我这里好像有个摄影师哇。"安千儿放大了声音，她想把这一发现传给麦麦罗和毛小逗。

"什么，摄影师？"毛小逗在这边听安千儿说话断断续续的，即使是这样，毛小逗还是弄明白了她到底说的是什么，至于摄影师是个什么东西，这可就费解了。

"是啊。"安千儿边说边拿出地图仔细地对比着，过了好大一会儿她兴奋地喊了出来，"是晶状体。"

毛小逗仔细听了一下还是没听到安千儿说的到底是什么，而自己这边倒是越走越偏了，让他有了一种踏上不归路的感觉。他摇摇头继续往前走。麦麦罗那边几乎失去了联系，从刚才到现在不管怎么喊都没有反应，而安千儿这边又断断续续的，看来，还是自己慢慢去研究吧，虽然不指望那两个家伙会给自己什么很有价值的意见，可是好歹他们也是聪明的孩子。

在得不到任何回答之后，安千儿开始细心地研究这个类似照相机镜头的东西了。地图旁边有注释，不过是短短的两句话：晶状体不仅可以改变形状聚焦光线，还能够过滤出光谱中的一部分对眼睛有害的光。

安千儿虽然不大理解这两句话的意思，

可她还是多多少少地有点明白。她自言自语道："晶状体其实是照相机镜头，它的作用貌似很多，那自己待的地方是眼睛？"隐约中她想起来似乎听妈妈提过这个东西，如果没记错，是眼睛里的吧，那，那自己待的地方不就是眼睛嘛。

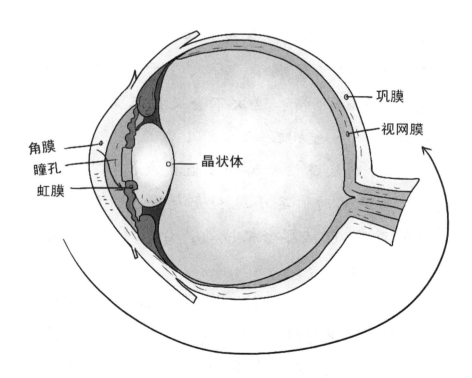

角膜
瞳孔
虹膜
晶状体
巩膜
视网膜

"我们现在在眼睛里！快找找看能不能找到出路！"安千儿兴奋地喊了起来。

"哈哈！眼睛，都说眼睛是心灵的窗户，我们终于找到离外界最近的地方啦！"毛小逗说道。

"哈哈！这些奇怪的家伙们，我们再也不用见到你们了。"

"好聪明的小家伙！"那个机械的声音再次响起时，安千儿忍不住后退一步：这个阴魂不散的声音又出现了，每次遇到这个声音都没有什么好事情，这次不会又被莫名其妙地抛到另一个地方吧。

"你到底是谁？为什么监视我们？"

与此同时，毛小逗和麦麦罗也听到了这边的声音，包括那个机械的声音。

"安千儿。"

"不要欺负小女孩。"两个伙伴同时开口。

"你们说得没错，这个地方就是眼睛。"显然他是听到麦麦罗和毛小逗的话了，可是此时此刻他懒得理那两个家伙，直接开始了自己的演说，"首先，我们来对眼球的生理结构进行分析。眼球内富含液体，因此有着润湿的外形。没有了液体，眼球就会破裂，像一个干瘪的皮球。这些液体会不断地循环于人的眼球内外，并通过一个网状的覆盖物渗透其中，这一网状物就好像是一扇窗户。"

"眼睛呢，基本上是通过观察从外界获取信息，再传输给大脑的。信息到达大脑的过程有点复杂。信息要先穿过角膜，即眼睛的一层透明的覆盖物，到达虹膜，虹膜是眼睛的有色部分，负责调节光线，以使光线到达视网膜。在虹膜的后面就是你现在所看到的晶状体了，它的形状就像一个照相机的镜头，这个了不起的装置不仅能改变形状聚焦光线，还能够过滤出光谱中的一部分对眼睛有害的光。"

"这个不就是小孔成像的原理吗？"毛小逗突然想起来以前在物理书上看到的关于小孔成像的描写。

　　"小孔成像？"麦麦罗有点好奇了，印象中毛小逗似乎对自己说过这些，还准备拉着自己去做那个实验呢，"那应该是个颠倒的图像吧。"

　　"颠倒的图像？"这下轮到安千儿好奇了，"这个到底是怎么回事嘛？"

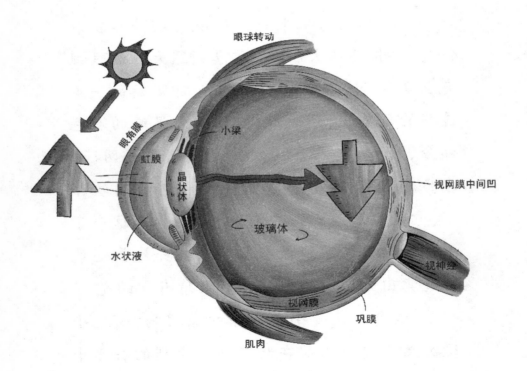

"这个啊。"那个机械般的声音稍微顿了一下继续说，"角膜和晶状体把光线聚焦，以在眼球后部表面的视网膜上形成一个颠倒的图像。一旦光线到达视网膜，它就会通过眼部神经被发送出去，并且旋转 180 度，这样大脑就能判断出你所看到的物体是什么样子，当然是正着的样子。"

"这实际上只是动物界通过光线折射看到外界的方法之一。拿苍蝇来说，它们的角膜上有许多折射阳光的板状物，每一个板都聚焦光线，这样就为它们提供了一个非常零碎的影像世界，所以它们看任何东西都看不准。因为它们的视野是全景式的。"

"啊，看东西不准，那不是要四处撞墙了吗？"麦麦罗突然插嘴道。

"我知道。"毛小逗突然兴奋地喊了起来，"我在爸爸的书房里看到过这个知识点。"

那个机械的声音刚刚停下来的时候，毛小逗已经迫不及待地开始说自己看到的那些知识了："虽然那样会看不准，但是对苍蝇来说确实非常有用，因为苍蝇不必像人一样把视线集中在一个计算器或是分类广告上，它们的视力只要好到能避开苍蝇拍或马尾巴就足够了。哦，对了，好像说蜘蛛看世界的方式和我们人类是一样的，但是它们的视觉系统的工作方式却稍有区别。"

"什么区别呀？"等毛小逗停止了讲解，安千儿好奇地问道。

"这个嘛，这个嘛。"毛小逗知道的就这么多了，对于到底有什么区别，他可真不知道。

"你倒是说嘛，一个男的怎么跟小女孩一样扭扭捏捏的呢。"麦麦罗实在看不下去了，只好冲那边喊道。

"哼哼！还是我来说吧！"那个机械声音再次响起，"那是因为它们移动视网膜以便聚焦，如果它们想要看得更远些，它们就把视网膜靠得更近些，而它们的晶状体却是固定的。动物之间视力的最主要区别就在于——捕食者有望远镜式的视线以便聚焦于猎物，而被捕食者则拥有广阔视野，能够更好地找到潜在的捕食者的位置，从而确保自己的生命安全。"

"哇，是这样啊。"安千儿弄明白之后很开心，但是很快她就一本正经地说，"喂，你别走，你要告诉我们，你为什么要把我们扔到这破地方啊。"

经安千儿这么一提醒，两个小伙伴瞬间如梦初醒般都开始喊："喂，喂，你干嘛把我们关在这里。"

"要怎么出去啊，要怎么出去啊？"

然而回答他们的却只是机械声音的叹气声，再无其他。

而一直盯着屏幕的司令突然转身问道："你觉得这三个小屁孩真能帮我们的忙？"

"一定可以的，我刚才看了他们的临时反应，虽然还是小孩子，但是都很聪明，而且也算是比较冷静的，我相信他们。"机械的声音这次才有了一点点温度。

"哎，你说为什么有的人的眼睛颜色和我们不一样呢？"对于麦麦罗这个好奇的问题，毛小逗和安千儿都陷入了思索中。是啊，为什么有的人是蓝眼睛呢。

"哎，我好像知道哦。"正在沉思着的两个小伙伴被安千儿的大喊声惊了一下。

"你能知道什么啊？"麦麦罗可不相信安千儿，她这个整天就知道哭哭啼啼的小女孩，能知道什么啊。

虽然知道麦麦罗看不到自己的表情，安千儿还是很想瞪他一眼，她接着说道："这个我好像听我妈妈说起过。我想想哈！对了，我们的眼睛的颜色其实是由我们的祖先居住的地方决定的。其中典型的代表就是生活在阳光充沛环境中的人们，他们有着黑色的虹膜，因为较深的颜色可以阻挡阳光。而有着蓝色眼睛的人则生活在周围有较少光线的较黑暗的环境中，这样他们的眼睛就能够透进更多的光亮。"安千儿说完骄傲地抬起了下巴，不过令她失望的是根本没听到小伙伴们的夸奖声，因为他们之间再次失去了联系。

难不成这个夸张的规模宏大的无线电话又出现问题了？安千儿不满地嘟了嘟嘴，又继续去研究手中的地图了。

这里是什么东西？安千儿看着周围的不

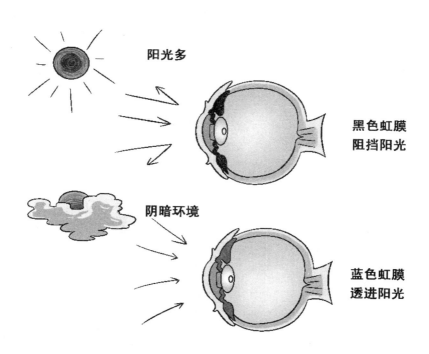

阳光多

黑色虹膜
阻挡阳光

阴暗环境

蓝色虹膜
透进阳光

明物体很是不解，而且地图上标注的也并不
清晰，她蹲下身子研究了半天依旧没有看出
个所以然来。

第3章

告诉你最奇妙的秘密
——眼睛也有病

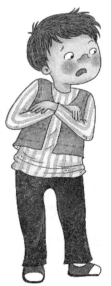

告诉你最奇妙的秘密——眼睛也有病

## ①近视和远视

突然，那个神秘的声音悄悄地说了句：
"你们几个有点意思！小姑娘，你近视吗？"

"喂，你别突然开口说话啊，会吓到人的
好不好。"安千儿气鼓鼓地冲着这里乱喊一
通，因为看不到那个坏家伙，真是没办法。

"呃，这个，这个对不起。"

咦，太阳从西边出来了呀，大家伙竟然说了对不起，大家伙竟然会说对不起？

"我当然不近视了，你没看到我没戴眼镜吗？"听到坏家伙那么客气，安千儿也不好意思再那样说话，就直接回答了坏家伙的问题。

"那你另外两个小伙伴近视吗？"

"阿嚏。"麦麦罗打了个喷嚏，他摸了摸鼻子：咦，是谁在说自己坏话啊，竟然打喷嚏了。当然了他此刻有点着急，因为他好像走进了一座大大的迷宫，怎么都走不出去。

"这个啊，喂，你们两个也不近视的吧？"安千儿突然抬高了声音，这次倒是她吓了坏家伙一大跳。

正低着头研究手边东西的毛小逗在听到安千儿吼声的时候无奈地翻了个白眼："肯定不近视啊，认识这么久，你见过我们带眼镜吗？"

"哎，对了，说到近视，我就好奇了。"麦麦罗也顾不得自己现在已是迷途的羔羊了，忍不住说了一句话："近视和远视到底是怎么回事啊？"

"近视嘛。"坏家伙犹豫了一下，"是因为眼部的屈光问题了。"

"屈光？什么意思？"麦麦罗这样说的时候心里格外地不安，因为每次自己说完就突然听不到小伙伴们说话了。

"喂喂喂？"麦麦罗突然发现了一个重大问题，那就是他又听不到任何声音了。面对这种突发状况麦麦罗有点淡定不了了，正准备听坏家伙讲关于眼部的屈光的相关知识呢，结果又听不到了。这还不算，自己竟然误打误撞地进了迷宫，真是悲催。麦麦罗在这儿绕了好久都没有绕出去。

另一边的毛小逗只能听到断断续续的声音，他费力地趴在地上，想听得更清楚点。

"咦，他们怎么都不说话了呢？"安千儿最先察觉到不对劲。

　　"呃。"坏家伙似乎没想到线路会在这个时候出问题,他愣了一下,"这个,这个可能是线路出问题了。"

　　"线路？"安千儿好奇地问,"原来这里真的是个无形的电话哇。"

　　"呃,可以,可以这么说吧。"这个太复杂的事情,坏家伙觉得就算给她说她也不会明白的,就模棱两可地先回答了几句,"可以这

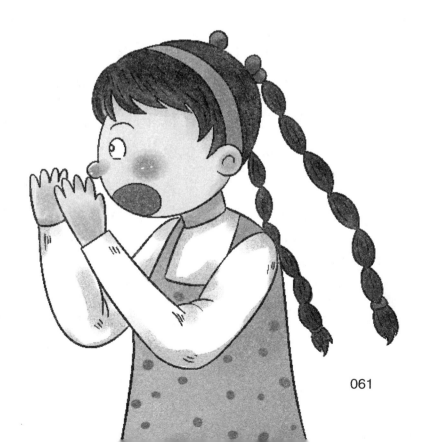

么说，有时候线路会接触不良。当然了，有时候它就自己好了。这个嘛，你以后会知道的。"

"哦，那我们刚才说到哪儿了？"安千儿这才想起来，在被自己打断之前，这个坏家伙似乎要告诉自己关于眼睛屈光的事情。

"刚才说的我们没听到，再说一遍。"正在苦闷的麦麦罗突然听到了安千儿的声音，他马上接过话茬说道。怎么又莫名其妙地听到了？当然，麦麦罗此刻更关心的是那个坏家伙将要说出来的关于什么眼睛的知识，也不知道自己在没听到的时候他已经说了多少了。

对于突然又可以清晰地听到安千儿那边的声音这件事，毛小逗似乎早已习惯了，虽然非常震惊，但并没有多少惊讶。

"传说啊……罗马皇帝尼禄（全名尼禄·克劳狄乌斯·德鲁苏斯·日耳曼尼库斯，古罗马帝国的皇帝，关于他的传闻很多，他在早期统治时期还比较仁慈，后来变得非常残暴，乱杀平民）能借助一枚绿宝石聚焦，以观察角斗士的格斗。人们认为这是最先发明的眼镜之一。"说到这里，坏家伙停顿了一下，在得知麦麦罗和毛小逗都可以听到的情况后，他清了清喉咙，继续着自己的演讲，"眼部屈光问题造成的近视(你只能看到近处的东西)或是远视(你只能看见远处的东西)，是由于光线进入眼睛的过程中出现了问题。"

"正常的眼球是个完美的球体，角膜和晶状体将光线聚焦，以在视网膜上形成影像。对于近视的人来说，眼球从前到后的距离太远，所以当光线穿过时，聚焦点不会落在视网膜上，而是落在眼球的中间。"

"你的视力会因为几个原因而改变，比如说，你可能注意到，早上的视力会较差，这也许是因为角膜缺水，而不是因为屈光问题引起的。人的眼睛需要较好的润滑从而准确聚焦。眼球通过泪腺以及副泪腺和眨眼保持润滑，通过眨眼，泪水薄膜会被平均分配到眼球的表面，尤其是角膜。"

　　"在任何一种情况下,眼睑的运动都会起到像把清洁剂喷到窗户上一样的效果。干涩的眼睛有点像干涩的嘴巴,随着年纪的增长,眼泪会越来越少。保持眼部湿润可以通过喝水来解决,也可以借助人工眼泪,即眼药水。"

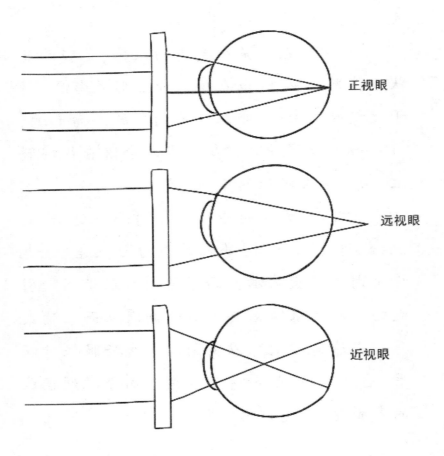

正视眼

远视眼

近视眼

　　"这样啊，那要怎么处理眼部屈光问题呢？"安千儿点了点头，觉得稍微有点明白了，但此时此刻她关注的则是这些问题要怎么处理。

　　"笨蛋，戴眼镜哇。"麦麦罗听到安千儿问

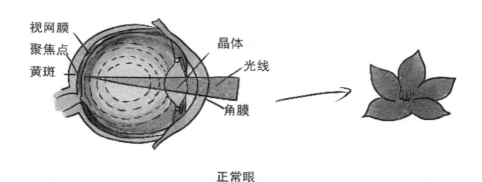

视网膜
聚焦点
黄斑
晶体
光线
角膜

正常眼

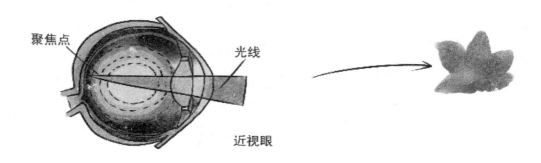

聚焦点
光线

近视眼

这个问题，忍不住说了一句。这么简单的问题连自己都知道，安千儿这个笨家伙在想什么呢。

"嗯哼，我刚才一时没想起来而已，你才是笨蛋呢。"安千儿虽然嘴上这样说，心里却狠狠地鄙视了自己一把。是啊，这么简单的问题，近视、远视当然要戴眼镜了，处理眼部屈光当然也得靠眼镜了。

"嗯，是的，麦麦罗这次说对了。戴眼镜自然是人们处理屈光问题最先采用的方法。虽然眼镜不能治愈视力下降，它却能改善眼部状况，帮你看得更清楚些。十分之九的人能够通过纠正治疗改善他们的视力，比如通过眼镜。"坏家伙终于把这些知识都说出来了。

"这样啊。对了，我以前看到过这样一个问题：那些你能看见的，在你眼睛周围浮动的点是危险的，是真的吗？"一直沉默不语的毛小逗突然开口问道。

"是哦，我好像看到过。"显然毛小逗这个

问题正对麦麦罗的胃口，他赶紧补充道，"尤其是我每次揉眼之后都能看见呀。"

"这个啊。"坏家伙稍微犹豫了一下，在他还未开口的时候，安千儿已经抢着说了出来："这个我知道。"

"你？"麦麦罗一副不相信的样子，"你知道什么啊？"

"喂，喂，你不要小看我好不好。好歹我也懂好多呢，哪像你不学无术。"抓着机会了，安千儿当然要反击回去，要不然怎么对得起这一路上被麦麦罗打击的样子呢。

"好，我不小看你，你倒是拿出点真本事让我看看嘛。"麦麦罗笑哈哈地说着，"你就让我高看你一次嘛。"

"好了好了，到底是怎么回事呢？"毛小逗忍不住打断了他们，要不然哇，这争吵不知道要到什么时候了。

安千儿笑了笑，一副成竹在胸的样子开始解说："如果你的眼睛中会浮现这些小黑点，它们甚至会多到好像你在天文馆中看到的星星。当然，也许你是第一次注意到这些小黑点来干扰你的视线，但是，它们实际上是无害的。它们只是浮在你眼中玻璃状流体周围的小斑点，这种现象通常是由于某种形式的外伤(例如车祸)或是长时间戴眼镜、流泪、过度用眼、揉眼等造成的。"

"哼哼，麦麦罗认输吧。"安千儿还不忘回击麦麦罗一次。

"哼，还不知道你说的对不对呢，你要是随意地忽悠我们，怎么办？"其实麦麦罗已经相信安千儿说的是对的，可是爱面子的他，死活不肯承认自己输了，就故意这样说。

"我才不胡诌呢。坏家伙，你告诉他，我说的对不对。"安千儿只好把唯一能证明自己不是胡诌的希望放在了那个坏家伙身上。然而看着吵来吵去就差动手的小家伙们，坏家伙却默默地躲了起来。在躲起来之前，还在庆幸没把他们三个扔在一起，要不然他们三个真打起来再误伤了周围的器官，那可怎么办才好。

"喂，喂。"安千儿喊了两声，回答她的却只是毛小逗的咳嗽声以及麦麦罗的偷笑声。

"哼，不和你们玩了。"安千儿生气地大声嚷嚷道，"我要和你们绝交五分钟。"

"好了，好了，安千儿，我认输。安千儿绝顶聪明，我甘拜下风。"麦麦罗觉得再闹下去只怕又要把她气哭了，随即换了一本正经的口吻说道。

安千儿听他这样说，"噗嗤"一声笑了出来："哎，我觉得我可能要找到出口了。"

"怎么说？"一听说要找到出口了，毛小逗一下子来了精神。

"我这边好像可以看到外面的景物，就是模糊了点。"安千儿边说边用手碰了碰那些不知名的东西。

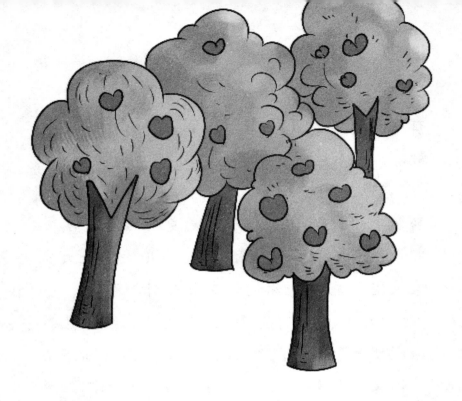

## ②眼睛也受伤

　　"你带我们来到眼睛这里到底想让我们帮你什么忙？"安千儿有些疑惑地问道，"真是好奇怪哦！"

　　"酷哦，这么神奇。"麦麦罗惊讶道，"原来眼睛竟是这样。"

　　"安千儿，你刚才奇怪什么呢？"

　　"我只是奇怪，为什么看东西这么模糊，

只要把这层不明物给刮掉就会看得很清楚。"安千儿看着越来越明亮的前方心里很高兴。

"这个呀，是这样的。"坏家伙突然又冒了出来。当然，此时有点习惯了的小家伙们已经完全不再惊讶了，都很淡定地等他说话。"哎，线路被你修好了呀。呀，毛小逗可真厉害。"

坏家伙自然也发现了，不过他只是窃喜了一会儿马上就进入正题了："哦，忘记说了，

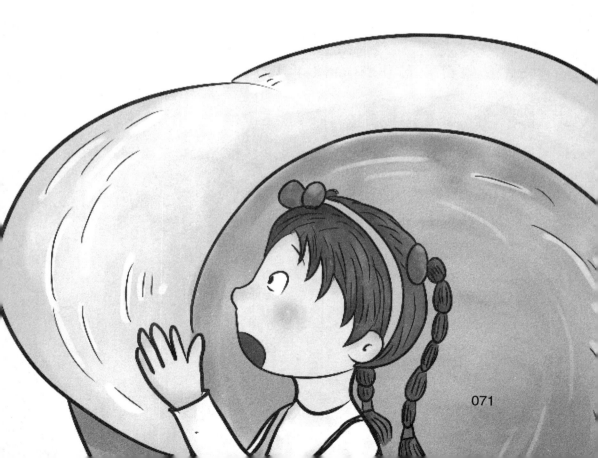

安千儿小朋友疑惑的其实就是现实里你们听到的白内障。你们想啊，如果在你们厨房的窗户旁边煮着一锅面条，这扇窗户就会因为蒸汽而模糊，你也就无法看到窗户外面。这就是白内障产生的影响：遮蔽眼球的晶状体，造成你的视线模糊。许多物体，包括紫外线、香烟雾以及糖尿病人体内多余的葡萄糖（这些都是加快人体血管衰老的因素）都能够加大白内障的发病率。"

"这种视力遮蔽随着时间的推移而恶化，虽然白内障并不会真正造成视力的完全丧

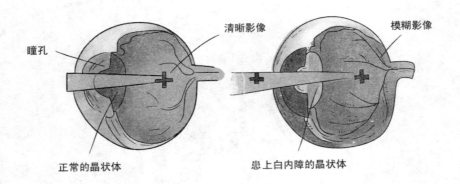

瞳孔　　　　　　　清晰影像　　　　　　模糊影像

正常的晶状体　　　　　　患上白内障的晶状体

失，却能恶化到使你成为法定意义上的盲人（法定意义上的目盲是指无法在 6 米远的距离内看清视力表上的大号字母）。这种障翳可以摘除，植入一种人工合成晶体就能解决这个问题。"

"啊，对了，那个青光眼又是怎么回事呢？"毛小逗突然想到以前好像听人提起过青光眼，索性让这个坏家伙一并解释了吧。

"青光眼？"麦麦罗不知道为什么觉得这三个字念起来好好笑，忍不住笑了起来。

"你别笑了，这可是件很严肃的事情。"安千儿虽然不知道有什么好笑的，可是她说这句话的时候也忍不住笑了。你瞧，笑也是会传染的。

"呃，这个嘛。"坏家伙觉得如果此时他再不站出来说点什么，这些小家伙们估计又要找到新的好笑点了，"青光眼会使你眼睛的排水系统堵塞（就像一个浴缸的排水口），眼睛内的液体无法排除，就会对视神经造成很大的压力,这将会导致失明。青光眼可能是锐角性的(这是一种急性排液问题),也可能是广角性的(这是一种长期的慢性问题)。"

"简单来说,视神经就如同一种纤维光缆

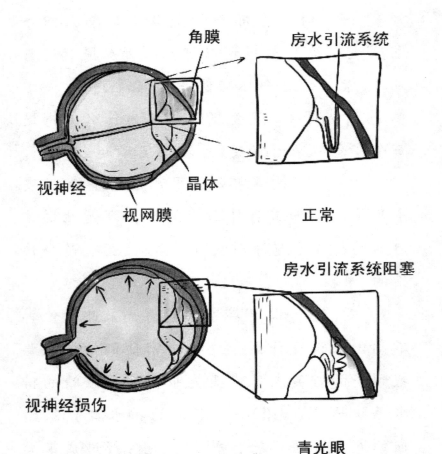

角膜

房水引流系统

视神经

晶体

视网膜

正常

房水引流系统阻塞

视神经损伤

青光眼

束，内含上百万条纤维，就像电话和电报公司用的那种。随着我们年纪的增长，其中的一些纤维死了，在青光眼病人身上，这些纤维会以比正常快得多的速度脱落。这通常是因为他们眼球内的压力过高而造成的。青光眼是由于动脉压于眼球内之间的差别造成，所以过多的血压治疗会造成视神经血管中产生低血压，也会使这些脆弱的纤维因缺乏血液而饿死，这就是为什么有那么多患高血压的患者同时也在进行着青光眼治疗的原因之一。"

"如果这些视神经纤维中大约有三分之一死亡，部分的视野就会开始丧失。随着更多纤维的死亡，患者就会意识到侧面视力也在丧失（也许到了这种程度，大约一半的神经已经死了）。如果对青光眼不加治疗，所有的视神经纤维将会死亡，患者会完全丧失视力。"

"这，这么严重呀？"在听完坏家伙的话之后，一直笑嘻嘻的麦麦罗收起了笑脸。

"当然了，你以为是开玩笑呀。"安千儿可

不放过任何一个可以数落麦麦罗的机会。

"这个,这个,我真的不知道嘛,我当时只是觉得青光眼很好笑。我,我错了。"难得麦麦罗认错,这件事情也就到此为止了,毛小逗和安千儿没有再继续说下去。

"我们到底要到什么地方去? 魔鬼的胃里,妖魔的餐桌,还是冥王的链条下?"毛小逗气鼓鼓地说道。

第4章

## 神奇的耳朵

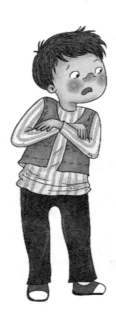

神奇的耳朵

## ①形似海螺的耳蜗

"哈哈！等会儿你就知道了！"

"走，我再带你们见识见识别的地方！"

很快，一阵炫目的光芒过后，三个人又来到了一个奇怪的地方。

"喂，喂。"在接连喊了好几声之后，麦麦罗知道自己和安千儿、毛小逗再次失去了联系。哼，真是的，这里信号怎么这么不好呀。

麦麦罗翻开地图查看此刻自己所在的位置。咦，那是什么，麦麦罗朝前走去。只觉得有什么波浪形的东西一阵阵地从自己身边飘过去，每次过去的时候麦麦罗都要捂着自己的耳朵，好像是外面嘈杂的声音。啊，什么声音？鸟叫的声音，还有小石头滚动的声音，声音越来越清楚了。麦麦罗继续往前走，边走边看着自己手里的地图。刚刚自己所站在的类似海螺状物体是什么地方？不会是大海吧！现在如果朝这个方向走会到哪里？这些他都不知道，只能埋着头一步步往前走。

"喂。"终于听到有人说话了，麦麦罗激动了半天，结果下面伴随着的却是"嘶嘶"的杂音。这到底是怎么了？

他好奇地看了看周围，没有什么异常啊，翻开地图看了又看自己所在的位置：啊，内耳？这，这还用说吗，这里肯定就是耳朵所在的地方了。

"麦麦罗。"正低着头看地图的麦麦罗听到这个声音有点不耐烦地蹙了蹙眉。

"喂，麦麦罗。"另一个声音也传了过来。

"有什么事情就说吧，我听得到。"哎，这两个伙伴啊，刚才找他们的时候联系不到，现在自己正在认真看地图呢，又一个个蹦跶出来了。

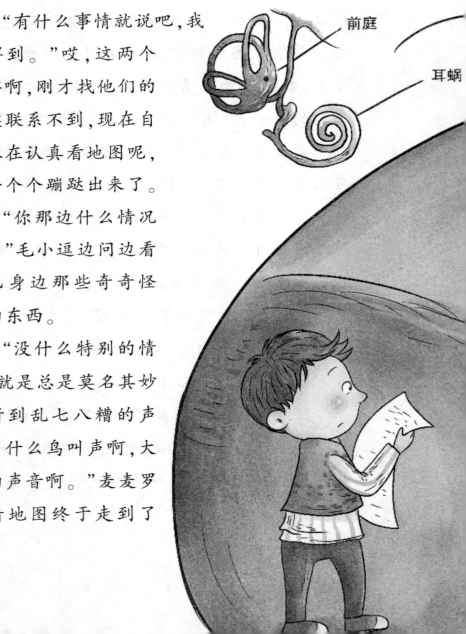

前庭

耳蜗

"你那边什么情况啊？"毛小逗边问边看自己身边那些奇奇怪怪的东西。

"没什么特别的情况，就是总是莫名其妙地听到乱七八糟的声音，什么鸟叫声啊，大风的声音啊。"麦麦罗顺着地图终于走到了

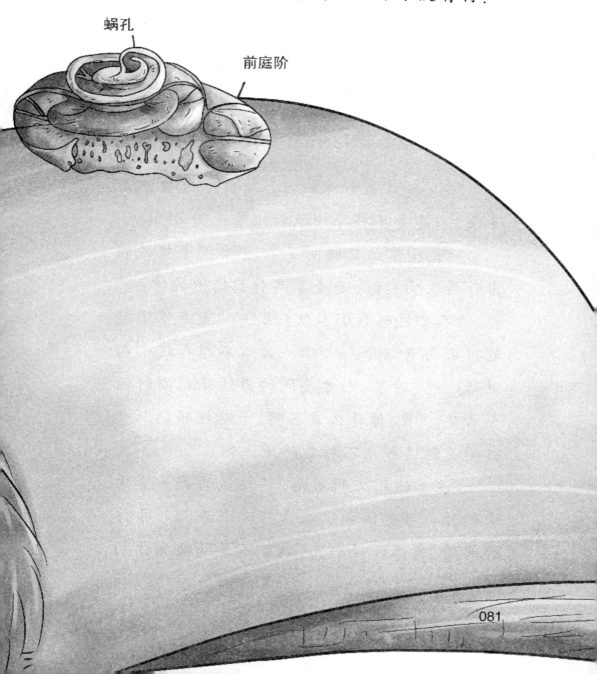

那个叫中耳的点上。

"那你弄清楚你在什么地方了没有啊？"

蜗孔

前庭阶

安千儿一边前行一边问。突然她有些兴奋地大叫："哇哇，前面有光亮。"

"如果我没猜错的话这里应该是耳朵吧。"麦麦罗说着顺手摸了一下附近的东西。

"你呀，肯定会猜错。"到现在还没有一点头绪的毛小逗虽然有点着急，可还是不忘打击麦麦罗。

"哼，美慕嫉妒恨吧你，我确定这里就是耳朵。"麦麦罗兴冲冲地对比着地图。

"哟，小家伙变聪明了哦。"当那个机械的声音再次响起时，麦麦罗有种想揍他的冲动。

"不要再叫我小家伙！记住！"麦麦罗愤怒地扭头向着这个人大吼，真心不想和这个人说话。哎，对了，刚才要问的事情此刻刚好问个清楚。"喂，你什么意思啊，干嘛把我们三个随便丢到这种鸟不拉屎的地方啊。"

"注意使用文明用语。"机械的声音再次响起时，可是语调出人意料地平和，"对于你的问题，我只解释一点，我可不是随便把你们丢到这里的。呵呵！这只是对你们的考验，不然我的事情你们真能办到吗？把地图上的点一一都找到，你们自然就会找到团聚的办法。好了，废话不多说，你们快些通过考验，也好让我看看你们到底是不是真英雄。"

## ②声音的传递

对于机械声音怀疑小家伙能力的话，小伙伴们真的很想辩解一下。

显然，机械声音直接无视了小伙伴们脸上各种不满意的表情，直接进入主题。"你能猜到这是耳朵，已有很大进步了，不过，我还是要来给你普及一下关于这个的一些知识。当然，你可以因为记恨我而不听，但是你要知道，如果解决不了问题，你们可就再也见不到彼此了哦。"

"哼，废话连篇，有什么话赶紧说。"麦麦罗现在可是敢怒不敢言啊。他是挺讨厌这个人的,可是看到此事没有商量的余地,如果不按照他说的做,估计真的要被困在这里出不去了。

"就是嘛,有什么话就快点说!"在得知出去无望之后,安千儿也气鼓鼓地说道。

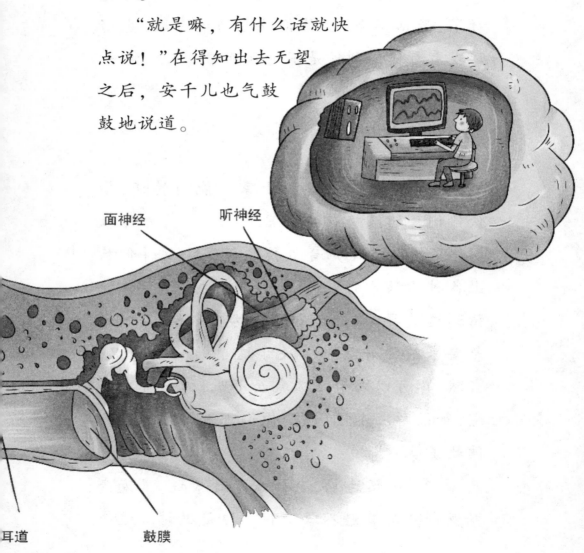

面神经　　听神经

耳道　　　鼓膜

"对于耳朵的外部结构，我相信你们比我了解得多吧，当然你们也可能知道耳朵的很多功能。"他似乎在想什么，顿了一下，又继续说，"耳朵可以架眼镜这个大家都知道，还能为爱美的女生提供一个耳环所在的基地。耳朵能让你听见悠扬的贝多芬乐曲、来自同伴安慰的话语，甚至能听到楼上楼下的声音。耳朵外部的肉质部分基本上为声音提供了类似漏斗的作用，它引导声音进入耳朵，并且对声音方向做出定位。这就是为什么我们会有两个耳朵，因为这样才能决定声音传来的方向，一旦声音进入耳部的隧道，大脑就会基于你听到的声音做出判断。"

"为了让你能听见，声音会通过一种类似装配线的结构向里传输，每一个部件都担负着各自的责任。我们知道人耳分为外耳、中耳及内耳三部分。外耳包括耳壳和听管，由外耳传来的音波，可以振动鼓膜（中耳与听管交界处有一薄膜，称为鼓膜）；中耳为一小空腔，有三块小骨横越中耳空腔，该三块小骨依次为槌骨、砧骨和镫骨，彼此前后衔接；由外耳传来的音波振动鼓膜后，经由此三块小骨向内耳传递；内耳里面充满了淋巴液和神经，随着液体的振动，内耳里面就会产生一种泼溅运动，从而带动耳朵内小的毛状细胞运动。神经把毛状细胞运动转换成电子信号发送到大脑。"

"如果有太多耳垢(耳垢是由外耳道耵聍腺分泌出的淡黄色黏稠液体遇空气干燥后形成的，有的遇空气干燥后呈薄片状，有的如黏稠的油脂)，就会阻碍声波到达骨膜，也会阻碍耳骨的运动，并最终限制你的听力。"

"原来是这样啊。"毛小逗自言自语道，"那听力遭受损失听不见又是怎么一回事呢？"

"是啊，是啊，有的人听力遭受损失听不见是什么原因？"安千儿也跟着问道。

显然安千儿和毛小逗这个问题，被这个

机械的声音听了进去，只是他沉默着良久不曾说话。

"喂，该说话的时候不说，不该说话的时候，你不是很积极吗?"麦麦罗不满地嘟囔道。

"就是嘛，每次都是到关键问题的时候就不说话了。"安千儿起初还以为是自己这边出问题听不到那边说话了，谁知竟然可以听到

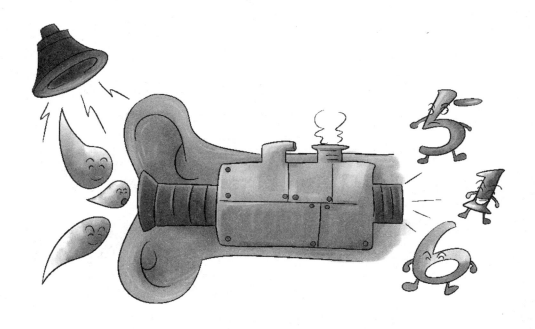

麦麦罗说话，原来不是自己的问题，是那个坏家伙根本什么都没有说呀。

"呃，归根结底，耳朵接受声波（一种机械能量的形式），然后把它们转化成电子能量，以便你的大脑能够理解。正是这样，你们的耳朵将一个对等的世界转换成了数字形式传给耳蜗。你的听力还取决于耳蜗上的绒毛，如果这些毛状细胞死亡，你的听力自然就会遭受损失，这很有可能是由于巨大的声响或是血液供应不足造成的。"

"听取声音通常是通过两种频率范围，通过高频范围（这是人们首先会丧失的范围）你可以听到叶子发出沙沙声和小声发出的辅音一类的声音，而低频范围则使你能够辨认出人们的说话声音。"

"大约 60%超过 65 岁的人都会有一些听力的丧失，40%需要扩音设备。这种情况十分普遍，听力丧失不仅仅存在于家庭的个别成员，而是人类的普遍现象。对你们的听力最大的威胁就是强烈的噪音，许多研究表明，一段时期内一直置身于强烈的噪音环境中能导致极大程度的、永久性的听力损失。当然听力的损失也可能是因为其他的原因。如果水进入你的耳朵中出不来，就会造成一次相对简单的，但仍可治愈的感染，如果不马上进行治疗的话，就会导致听力损失。"

"这样啊。"麦麦罗若有所思地点了点头，甚至忘记了对方可是几分钟之前自己都还讨厌得要死的家伙。

毛小逗展开地图看了看，叹了口气："你把我们扔在这里也不指点一下，究竟要我们怎么出去？"

安千儿显然已经完全忽略这个问题了，因为她盯着眼前的东西，眼里有着难以言明的兴奋。

"指点？我这不是随时出现着吗？"机械的声音说完这句话后预备退场。

"等，等一下。"麦麦罗出口喊住了他，在

确定机械的声音暂时不走的情况下，他又紧锁眉头看着地图上的东西，"哎，你说为什么我们时常联系不上呢，有时候还有别的奇怪的声音。"

似乎是愣了一下，机械的声音再次传来："这个,这个嘛,这个谜题当然要你们自己解开了。如若不然,我又何必大费周章地把你们都弄到这个地方来呢。"

"你不是什么都知道吗？"麦麦罗忍不住抱怨了一下,"既然什么都知道，自己把问题解决了呀,谜题是你们自己的事情,干嘛如此对我们几个？"

"你以为我们不想吗？"那个机械声音此刻听起来很伤感,"我们是知道很多，可是我们只能坚守自己的岗位不能乱动，而且这里真正瘫痪的地方是我们的禁地，我们又怎么可以进去呢？"

"是这样啊。"麦麦罗听到那个坏家伙这样说,心里的怨恨稍微减少了一点。那句话怎么说来着，同是天涯沦落人，相逢何必曾相识啊。

### ③分贝与噪音

"呀，对了，那个耳鸣是怎么回事？"毛小逗突然问道。

"是啊，是啊，我也想知道，有时候我就觉得耳朵里嗡嗡嗡的。"麦麦罗突然也对这个问题充满了好奇。

而在同一时间，安千儿已经开心地朝前跑去，相对于麦麦罗和毛小逗的问题，她似乎对眼前的东西更感兴趣。快了，真的快了，曙光就在眼前。

"这个嘛。"机械声音这次语气好了很多，"与有些人听力不好相对应的是，有些人经常会听到耳朵里有嘤嘤嘤的声音，这种情况被称为耳鸣。这是一种与耳蜗有关的功能紊乱。耳蜗呢，是耳朵内一种环状的、内有许多细小

纤毛的结构，当他们工作正常的时候，外界的
声音撞击鼓膜，使耳内的液体产生振动，从而
振动纤毛。纤毛把声波转换成电子能量以便
颅神经能把信息传导给大脑。如果纤毛不起

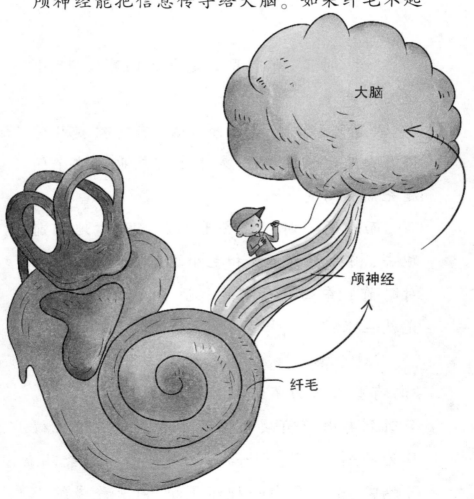

大脑

颅神经

纤毛

作用了,你就会耳鸣了。"

"耳鸣的人的典型状况是:独自一个人的时候会听到嘤嘤嘤的声音, 因为和他人在一起的时候, 这种声音会被周围那些嘈杂的嗡嗡声与嘶嘶声所淹没。"

"是这样啊。"麦麦罗点点头,然后喊道, "毛小逗,你知道分贝是什么吗?"

"当然知道了,这个可难不倒我。"毛小逗一听就知道麦麦罗准备为难自己了, 亏得自己以前在家没事的时候喜欢翻爸爸的书,而且不懂得的时候就去问,学到很多知识,要不然呀,要丢人丢大了。

"那你说说分贝是什么?"麦麦罗盯着地图旁边的说明,心里暗暗较真儿,自己可不信毛小逗什么都知道。每次想出什么难题为难他都被他解开了, 如果这次还被他顺利说出来,自己可真的要丢人了。

"分贝哇?"正在研究眼前东西的安千儿在听到这两个字的时候蓦然抬起了头, 也认真听了一下，好像在哪儿听过这两个字呢。

　　"耳朵是身体内最敏感的器官之一，它甚至能听到最轻微的声音，像指尖在皮肤上划过的声音和牛奶在嘴里滑动的声音。"毛小逗胸有成竹地笑了，这点问题对自己来说可是小意思。"但是耳朵接触世界上前所未有的巨声的可能性却更大。为了看出噪声的威力，即它们所造成的损害，我们用分贝级别来衡量。在级别表上，能听到的最小的声音，接近于寂静是基线0分贝，十倍于基线的声音就是10分贝，一百倍于基线的声音就是20分贝，一千倍于基线的声音就是30分贝，以此类推。"

　　"85分贝以上的声音可导致听力损失，接触大于90分贝的声音超过8个小时就会对听力造成危害，接触超过140分贝的声音甚至会对听力造成直接危害。"

　　"你还真知道啊。"麦麦罗没想到非但没为难到毛小逗，反而给了他一个耍帅的机会。心里虽然有点不服气，可还是觉得毛小逗知道的东西的确比自己多多了。

"那我们正常谈话的时候是多少分贝

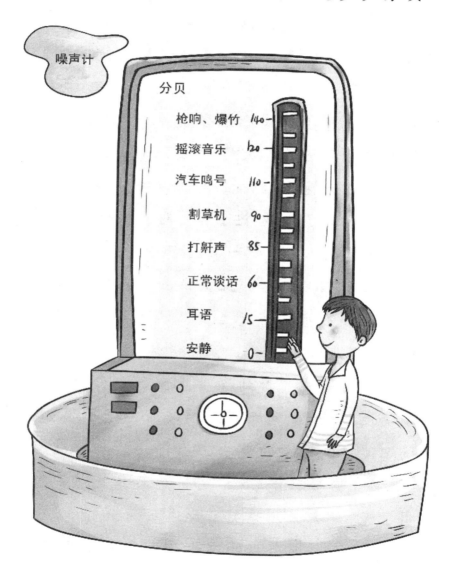

噪声计

分贝

| | |
|---|---|
| 枪响、爆竹 | 140 |
| 摇滚音乐 | 120 |
| 汽车鸣号 | 110 |
| 割草机 | 90 |
| 打鼾声 | 85 |
| 正常谈话 | 60 |
| 耳语 | 15 |
| 安静 | 0 |

呀？"安千儿突然对这个问题有点好奇。

"这个嘛。"这个毛小逗可不大清楚，他完全忘记了，毕竟看这个是很久之前的事了，"好像是65分贝吧？"他凭着记忆随便猜测了一个数字。

麦麦罗在听到他说完这个数字的时候，差点高呼自己的春天终于来了，就在安千儿几乎要认为毛小逗说的是对的的时候，麦麦罗突然开口了："这个可不大对，我们正常谈话的时候是60分贝。"

"你怎么知道？"说实话安千儿宁愿相信毛小逗都不愿相信麦麦罗，这个家伙只知道胡说，哪里认真过。

"这个嘛。"看到安千儿怀疑自己说话的真实性，麦麦罗也顾不得继续保持架子了，只好坦诚，"我拿的说明书上有标注。"

"哈哈哈，我说呢，麦麦罗怎么突然变聪明了呢。"安千儿嬉笑着说道。

"对了，那个说明书上都写了哪些声音，

我以前看过现在忘记了,刚好你再普及一下,我顺便温习一下。"毛小逗觉得有点累了,他直接找了个自己觉得舒服的地方坐了下来。

"这个啊,接近安静的声音是 0 分贝,耳

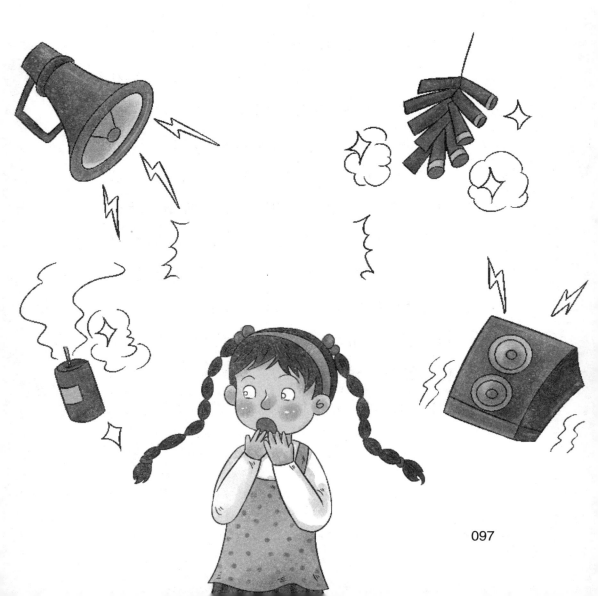

语的时候是 15 分贝。正常谈话之前说过了，是 60 分贝，打鼾是 85 分贝。哇，原来打鼾也可能对听力造成损伤哇。"念到这儿麦麦罗突然停下来感叹了一下，"割草机的声音是90分贝，汽车鸣号的声音是 110 分贝，摇滚音乐会是 120 分贝，枪响或爆竹是 140 分贝。"

"喂，你们倒是夸奖我一下啊。"麦麦罗在念完之后才发现四周静悄悄的，那两个家伙竟然一点声音都没有。不会又出问题了吧。

"喂喂喂，你们这些讨厌的人。"回答他的只有回音，那两个家伙依旧没说任何话。麦麦罗气急败坏地在地上踩了两脚，突然想到这里可是人体最敏感的耳朵，赶紧蹲下身子小心翼翼地抚摸着刚才自己踩的地方。

"其实也不用担心，耳朵也能进行自我保护呢！"毛小逗说道。

"自我保护？"安千儿疑惑地点点头。

## ④如何保护耳朵

"在耳道中,腺体会分泌耳蜡。我们可以想到蜡的各种美化用途,比如打车蜡清洁汽车,发蜡美化头发,但是耳蜡却有着更重要的用途。"还好麦麦罗此时听得很认真,不再抱怨这难走的迷宫了,坏家伙终于松了一口气。

"等等。"说等等的是毛小逗。在毛小逗开口的时候,麦麦罗就知道他肯定又是想到了什么问题,自己太了解毛小逗了。

果然让麦麦罗猜对了。在坏家伙停了之后,毛小逗问:"那个,请问一下耳蜡是什么东西?"

"你怎么这么笨啊,连这都不知道。"麦麦罗随口接道,似乎和毛小逗较真已经成了他的习惯。

"原来你知道啊,那你说出来听听。"遵循着敌人的敌人就是自己朋友的安千儿果然在这个时候说出了这样的话。哼，谁让麦麦罗没事总欺负自己呢。

"这个嘛，我当然知道了。"麦麦罗其实并不知道，但是这个时候再说不知道会被笑死的，他索性耍起赖来，"那个，坏家伙，你就告诉他们两个耳蜡到底是什么东西吧。"

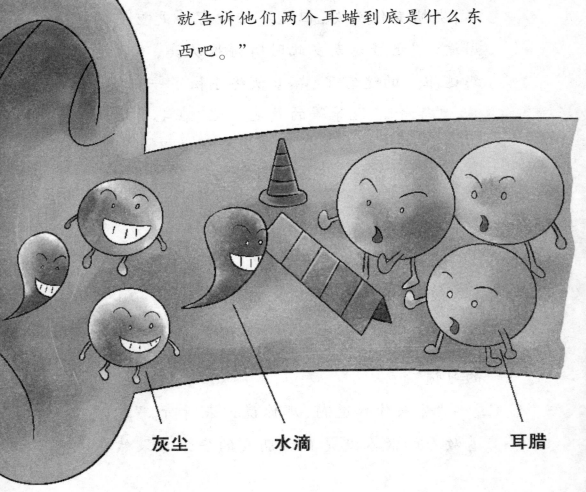

灰尘　　　　　水滴　　　　　耳腊

"耳蜡嘛，当然就是耳垢了。"为了防止小家伙们继续争吵，坏家伙抢先开了口，"其实耳蜡有隔除灰尘、阻止水进入而损害耳朵的功能。耳蜡会将阻截的外来物质推至耳道的外部，彻底干掉，最终使它们掉出耳部。对于耳朵来说，你们做的最糟糕的事之一就是用棉签、指甲或其他什么东西把耳蜡从耳朵里掏出来。"

"你伸进耳朵里的任何东西都会像通条一样把耳蜡推得更深，这样做也会阻止声波到达体内主要的声音处理中心——大脑。"

"啊！"麦麦罗听完惊讶地盯着手里的地图，"这个，这个，你的意思是，我们平时掏耳朵还美名其曰是清理耳朵里的垃圾这种做法是错的？而且是对耳朵有害的？"

"真的是听君一席话，胜读十年书啊。"毛小逗有点佩服地说道。

"有害的？"安千儿想到前段时间还用棉签掏耳朵了，"啊，我们竟然以为那是正确的做法。"

　　当然，此时此刻除了带给安千儿足够震惊的这个话题外，还有另一个让她觉得很震惊的事情，那就是，在她慢慢用手刮开眼前的不明物体之后，可以清晰地看到外面的世界。

　　就在这时，外面竟然突然出现了轰鸣的海啸声，一阵接着一阵。听到这种惊悚的声音，三个小家伙转身就跑。

第5章

· · · · · · · · · · · · · · · · · · · · · · · · · ·

把最光明的给你
——脊髓

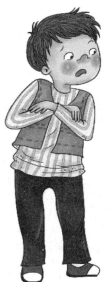

把最光明的给你——脊髓

## ①简单反射的中枢——脊髓

毛小逗急忙捂上耳朵，晕头转向地向着北方逃去。等睁开眼睛却发现在一个陌生的环境中。

他大喊了几声，没有丝毫回音。

毛小逗听不到麦麦罗和安千儿的声音之后，知道肯定又出问题了，一个画面从他脑海里闪过，这里，这里莫非就是脊椎？有点不确定的毛小逗敲了敲四周的东西，然后喊了声："麦麦罗。"

"啊。"被海啸声惊得瞎摸乱撞的麦麦罗听到有人喊自己，赶紧应了一下，这才意识到喊自己的是毛小逗吧。

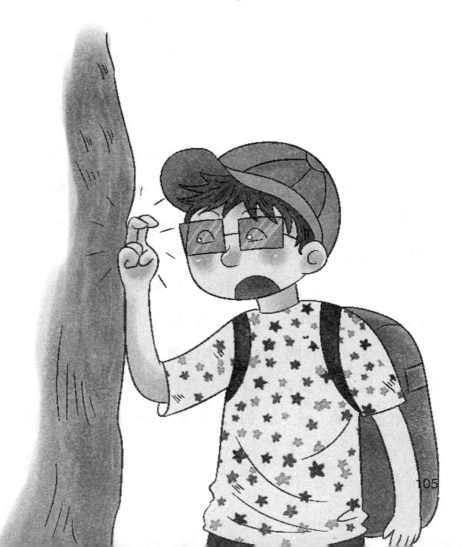

"我觉得现在待的地方,咱们可能来过。"毛小逗毫不犹豫地说出了自己心里的想法。

"什么?来过?"麦麦罗不可置信地问。

"嗯,好像是脊椎。"毛小逗说。

"脊椎哇,哇哇,老朋友再次见面了,他们好不好?"安千儿迫不及待地想和这些老朋友打招呼,先前惊魂未定已烟消云散。

"不知道,他们好像被控制了一样,没有人理我。"毛小逗无奈地摇了摇头。

"恭喜你,终于想起来了。是的,是脊椎。"坏家伙的突然出现又一次吓到了小伙伴们,"当然,我现在还是要告诉你们点儿关于我知道的事情,以便帮助你们,要不然不知你们几个什么时候才能到那个地方呢。"

"什么地方?"毛小逗心里多多少少有点明白了,这个坏家伙要把自己和小伙伴引到一个地方,那个地方的具体情况,估计一时不会从坏家伙嘴里问出来。

"这个嘛,哦,我们还是来说一下脊神经

吧。"这个坏家伙故意无视了毛小逗的问题，"人和脊椎动物中枢神经系统的一部分，在椎管里面，上端连接延髓，两旁发出成对的神经，分布到四肢、体壁和内脏。脊髓的内部有

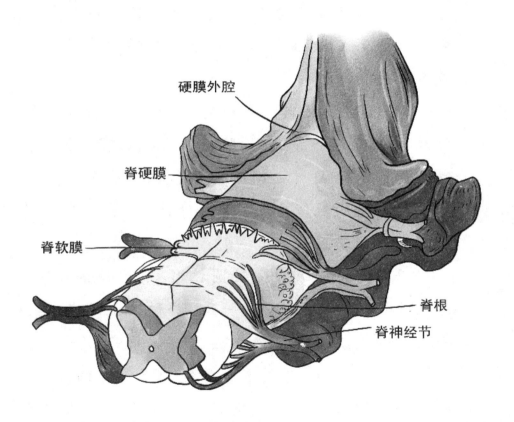

脊髓

一个 H 形灰色神经组织，主要由神经细胞构成。脊髓是许多简单反射的中枢。"

"脊髓是中枢神经的一部分，位于脊椎骨组成的椎管内，呈长圆柱状，全长 41~45 厘米。上端与颅内的延髓相连，下端呈圆锥形并随个体发育而有所不同，成人的到达第一腰椎下缘或第二腰椎上部，初生婴儿的则平对着第三腰椎。"

"脊髓两旁发出许多成对的神经(称为脊神经)，分布到全身皮肤、肌肉和内脏器官。脊髓是周围神经与脑之间的通路，也是许多简单反射活动的低级中枢。脊柱外伤时，常会伴随着脊髓损伤。"

"脊髓位于椎管内，呈圆柱形，前后稍偏，外包被膜，与脊柱的弯曲一致。脊髓的上端在平齐枕骨大孔处与延髓相连，下端平齐第一腰椎下缘，长 40~45 厘米。脊髓的末端变细，称为脊髓圆柱。自脊髓圆柱向下延为细长的终丝，它已是无神经组织的细丛，在第二骶椎水平为硬脊膜包裹，向下止于尾骨的背面。"

"脊髓的全长粗细不等，有两个膨大部，自颈髓第四节到胸髓第一节称颈膨大，自腰髓第二节至骶髓第三节称腰膨大。"坏家伙说到这儿顿了一下，似乎在思考着还要不要继续说下去。

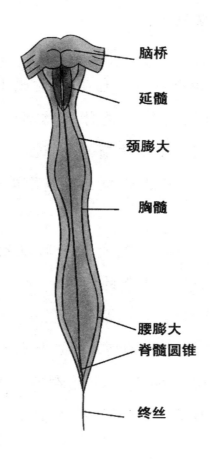

脑桥

延髓

颈膨大

胸髓

腰膨大

脊髓圆锥

终丝

毛小逗看了看地图,有点茫然地点点头:"所以,我现在真的在脊椎这里,而且这里就是控制人上下肢体的地方?"

"嗯,是的。"坏家伙似乎没想在这儿继续耗下去,说完这几个字后就消失了。

## ②脊髓反射

"喂,那个……"毛小逗看着地图上特意标注的圈圈,不知道是什么意思。

"哎,你们有没有听说过脊蛙反射实验啊?"安千儿突然开口,吓坏了正在沉思的毛小逗。

"什么实验?"麦麦罗一时没有反应过来,"你在哪儿听到这个的?"

"以前好像听人提起过,好奇嘛,就问了问妈妈,她就告诉我了。"安千儿吐了吐舌头,突然想到这样那两个人也看不到哇。

"啊,我也很好奇,这个什么蛙什么实验

是什么意思嘛。"麦麦罗果然是对所有新奇的事情比较感兴趣哇。

"是啊，说来听听嘛，我也有点好奇。"毛小逗当然不会拒绝这种可以学到新知识的机会了。

"脊蛙反射实验就是指蛙在没有脑而只有脊髓的情况下，可以出现搔扒反射，而在没有脑，脊髓又受损的情况下，不能出现搔扒反射。这表明脊髓具有反射功能。"听他们两个那样说，安千儿当然要回答他们的问题了，"同时，脊髓里的神经中枢也是受大脑控制的，人能有意识地控制排便和排尿就是一个例证。婴幼儿因大脑的发育尚未完善，对排尿道的抑制能力较弱，所以排尿次数多，而且容易发生夜间遗尿现象。我记得好像是这样说的哎，应该没有记错。"

"这样啊。"毛小逗又把目光移到了手里拿着的地图上，似乎还有什么不大理解，可是此刻只能自己慢慢摸索了吧。

"脊髓除具有反射功能外，还有什么功能呢？"毛小逗又陷入了另一个困境里。

另一边的安千儿正在为自己现在所到的地方而窃喜，总觉得曙光就在前面，因为那些光亮越来越近了。想到出口可能就在前面，安千儿就格外开心。

### ③脊髓的传导功能

毛小逗还在那个问题上纠结着。他四处看了看，突然感觉到不对劲。是的，不对劲，因为地图上的某个被标了标记的点就在他身边，可是在他用手碰了好几次后，这里竟然没有一点反应。

不对啊，按照说明书上的说明，自己碰触这里会多多少少有点反应的，可是眼前一动不动的景象让毛小逗很是郁闷，这到底是怎么回事。

"哎，不用研究了，那里出了点问题。"坏

家伙再次突兀地出现，似乎他总是把吓人当乐趣。

"问题，什么问题？"毛小逗不解地问道。

"这个也算是我找你们的原因吧。"坏家伙叹了口气，"你也察觉到了这个地方没反应，就如同突然断电了一样是不是？"

"嗯，是啊。"毛小逗虽然不知道他为什么这样问，依旧点了点头。

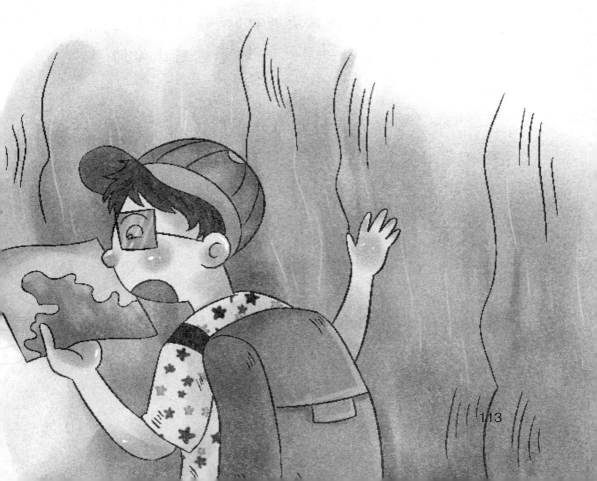

"这就是我们担忧的问题。"大家伙继续说,"这样下去,肢体会完全不受控制、彻底断了反应的。"

"啊。"麦麦罗听到这儿吓了一大跳,不解地问,"彻底断了反应的意思是什么？"

"是瘫痪？"安千儿有点不确定地问。

"啊,不会这么严重吧？"毛小逗不敢相信。

"是啊。"大家伙再次开口时,语气里满是落寞,"我们又不好动手,所以才想到让你们帮忙。"

"那,那你先告诉我们脊髓除了具有反射功能外,还有什么功能。"毛小逗犹豫了一下才开口,"如果不仔细了解,我们也不知道该怎么办啊。"

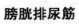

膀胱排尿筋

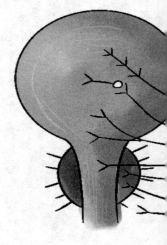

"嗯,嗯。"大家伙点了点头,虽然知道小家伙们看不到他,"脊髓除了具有反射功能外,还有什么功能,

这个问题困扰了你们很久吧。仍以成人排尿反射为例来说明吧。当尿液在膀胱内积存到一定量时，就会刺激膀胱壁上的感受器，使感受器产生神经冲动；神经冲动经过传入神经传到脊髓的排尿中枢；同时，神经冲动经过神经纤维向上传到大脑，使人产生尿意。"

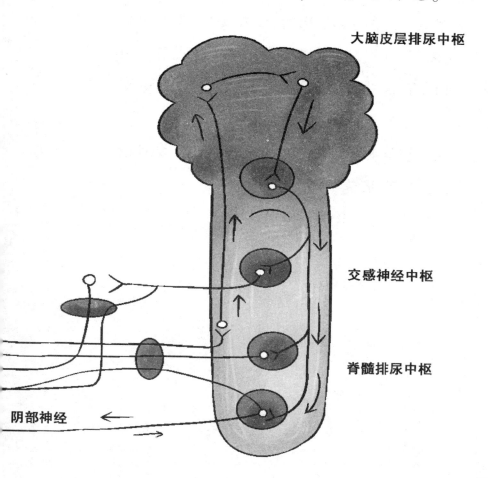

**大脑皮层排尿中枢**

**交感神经中枢**

**脊髓排尿中枢**

**阴部神经**

　　"在适宜的外界环境下，由大脑发出神经冲动，经过神经纤维传到脊髓的排尿中枢，神经冲动再沿着传出神经到膀胱，引起排尿反射。如果外界环境不适宜（比如在课堂上），大脑就暂时抑制脊髓中的排尿中枢而不排尿。可见，脊髓还具有传导功能。"

　　如果是这样的话，此时此刻要做的事情就是找到断了的线路，然后想办法连接起来。在坏家伙说了这些话之后，这是毛小逗唯一的想法。

　　毛小逗和安千儿、麦麦罗只好沿着目标又一次踏上了旅途。

第6章

· · · · · · · · · · · · · · · · · · · · · · · · ·

# 我见过的最强大的巨人——皮肤

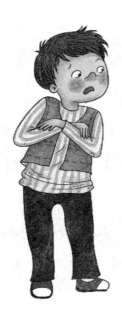

117

我见过的最强大的巨人——皮肤

## ①继续寻找出去的路口

郁郁葱葱的树木啊，那些挂在不远处树木上的小红果子此时看着格外诱人。她在想，可能真的找到了所谓的出口。

"我，我找到出口了。"安千儿忍不住大喊起来。

"什么？"

"出口？"麦麦罗和毛小逗对安千儿的话很是怀疑。

"真的是出口哇。"安千儿已经忍不住开始欢呼雀跃了，"我看到外面的树了，树上还有果子。哇哇，只是稍微有点不清晰，等我一下，我想办法把这些东西弄掉。"想到胜利在望，想到过一会儿就可以出去了，安千儿顿时觉得干劲十足，也不觉得眼前这个难题算难题了。

在得知她可以出去的消息后，麦麦罗和毛小逗心里真的是各种羡慕嫉妒恨呀。可是没办法，他们两个看着地图，似乎出口还离自己很遥远。

麦麦罗看着眼前的地图很是奇怪，因为如果按照地图走的话，到自己这里应该是没有路的，可是眼前分明有路，而且路还越来越宽阔。这就是麦麦罗觉得奇怪的原因，这一切在地图上根本就找不到。带着好奇心他又往前走了过去。

"哎,不过很奇怪哦。"安千儿边忙着试图把眼前这些遮挡自己视线的东西去除干净,边小声说道。

"啊,你说什么奇怪?"这次线路貌似没出什么问题,麦麦罗竟然听到了。

"貌似成功了呢。"毛小逗自言自语地说道。

"喂,你们两个都在说什么呀,我怎么一句都听不懂。"麦麦罗越往前走,越觉得奇怪,似乎有风声,还有鸟叫声。哇,声音越来越清晰了,而且前方似乎越来越亮了。

"我是说啊,现在我们三个都能听到彼此说话,看来刚才我瞎弄的起作用了。"毛小逗随口说道,"只是不知道瘫痪的大巨人此刻能不能走路。"

"哎,哎。"麦麦罗突然又激动地喊了起来,那神情堪比发现新大陆的哥伦布。

"你又鬼叫什么呀,又迷路了吗?真丢人哦。"安千儿看着好不容易想办法清除的障碍，有点不耐烦地对麦麦罗说。

"嗯哼，我发现了个很神奇的事情，你这样的态度我懒得和你分享。"麦麦罗说着就朝前扑了过去。是的，是扑了过去，一点都没有夸张。不激动才怪，因为麦麦罗竟然找到了出路。对，真的是出路。

他何止是看到了外面的东西，简直要用手摸到了。原来，原来耳朵才是出口。先别管麦麦罗这边兴奋的样子，还是看看刚开始最接近外面的安千儿此刻遇到的问题。

"怎么，怎么可能是这个样子？"安千儿盯着那些近在咫尺的树木喃喃自语道。

"出什么事情了？"毛小逗本来不予理会这些人，毕竟自己的难题还没解决，可是听到安千儿这样说还是忍不住问了一句。

"明明就在眼前呀，可是，可是我却出不去。"安千儿的话语里有说不清楚的失落。

"怎么了？"麦麦罗从激动兴奋中回味过来问安千儿。

"前面有巨大的类似玻璃的东西，我，我出不去了。"世界上最痛苦的事情莫过于此了吧，树木花草明明就在眼前，只要伸出手就可以触摸到的东西却因为一道障碍变成了这个样子。

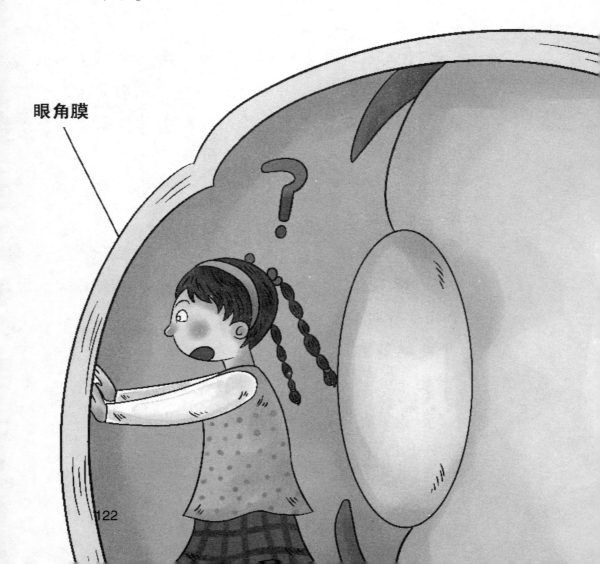

眼角膜

"玻璃？"毛小逗稍微一想就懂了，"是眼角膜吧？"

"嗯。"安千儿点点头，突然想到自己这样其他人是看不到的。

"没关系嘛，好歹看到了，你想想我呀，我还被困在这里呢，外面什么状况，我可是完全都看不到呀。"毛小逗只能这样安慰安千儿。

"是呀，看看总归是好的。哎，我告诉你啊，可以看到远处的山，就是太远了。"看看也是好的，这样想着安千儿再次开心起来。

突然，两个人觉得不对劲了。是啊，不对劲，那个平时话很多的麦麦罗哪里去了？怎么都听不到他说话了？

"麦麦罗？"毛小逗喊了一声，但是并没有得到任何回复。

咦，是呀，麦麦罗跑哪里去了呢，刚才还在得意自己找到出口了，怎么现在又没有人了呢？原来呀，麦麦罗一路从出口走了过去。是呀，现在大巨人正在睡觉，麦麦罗正顺着大巨人的肩膀往下爬呢。这一路走得很是惊险。

因为就在刚刚，大巨人一个转身差点把麦麦罗甩出去，幸亏他紧紧抓着大巨人的肉肉才幸免于难。

## ②原来这里是皮肤

"咦，好像有人在喊我？"麦麦罗趴在大巨人皮肤上的时候听到似乎有熟悉的声音。

麦麦罗把脸贴到大巨人皮肤上，朝里面喊道："我已经出来了。我要去摘点果子吃，你们慢慢等我吧。"

"喂喂喂。"安千儿好不容易好起来的心情再次因为麦麦罗的话而不开心了，看着外面的果子、树木，她忍不住要哭了，"我们都出不去，麦麦罗这个忘恩负义的小人竟然自己跑了。哼，以后到学校我再也不帮他了。"

"好了，好了，别哭了，有什么了不起，我们也会出去的。"毛小逗安慰安千儿。

"喂，谁说我走了，我这是在研究皮肤呢。"麦麦罗本来准备走了，但是不小心偷听到了小伙伴的话只好朝里面喊起来。

"哼，我们才不信呢。"安千儿嘟嘴说道。

"真的真的，哎，这个皮肤到底有什么作用呢？"听到她那样说，麦麦罗赶紧装作对皮肤很好奇的样子。其实他心里的如意算盘都打好了，等一下装作什么都研究不出来，找借口去别的地方玩玩。

"皮肤嘛。"没想到半路杀出个程咬金来，在麦麦罗的计划实施得差不多快成功的时候，这个坏家伙突然冒了出来，看他的架势大概要给小家伙们普及皮肤的知识了。果然没错，坏家伙开口就是："皮肤呢，就如同你房子外面的油漆一样，皮肤的颜色也是各异的，并同样暴露于世界的各种环境因素之下。皮肤覆盖了一个普通人身上一万七千平方厘米的面积，因此成为身体上面积最大的器官。实际上，他不仅仅是躯体的一部分和防护盔甲，他还起着别的作用。"

　　"他要保护你不受感染。来自外界的感染通过三个渠道进入我们的身体：肺部、肠道和皮肤。皮肤恰好与外界有着最大的接触面，他自身也具有防护能力。皮肤最上一层是感觉

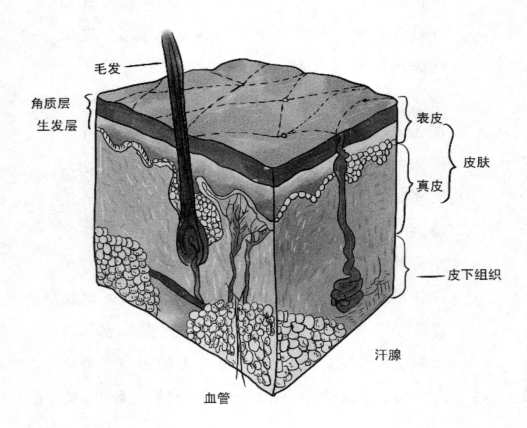

迟钝的一层，他就像盾一样能抵御外界的入侵。他通过表面神经把信息传送至大脑然后感觉到疼痛，那么你就会接受到皮肤的消息。如果不疼，那就意味着你可能杀死了皮肤中感觉到疼痛的纤维了。"

"他还帮助我们发育。如果在胎儿发育期间感官有所丧失，那么在所有感官中，造成最严重伤害的就是触觉。他还可以帮助我们痊愈。这就是结疤的作用——能够为皮肤提供保护层和保湿层，以利于皮肤在伤口上的张合。值得注意的是，抠掉疤会打断并且延缓痊愈过程，因为当你撕掉疤的时候，痊愈细胞也会被剥离。"坏家伙的一番话，让小家伙们听得很是认真，虽然麦麦罗一直想要打断，但是看着坏家伙兴致勃勃的样子，所以没开口。

"啊，我，我有问题要问。"好不容易等坏家伙停下来，麦麦罗赶紧说出了自己一直想要说的话。

"咦，麦麦罗，你一向不是不喜欢问问题

的吗？"对麦麦罗会突然想提问题这件事情安千儿真的不敢相信。

"是啊,他要问也是问奇奇怪怪的问题。"毛小逗补充道。

"喂,你们两个别因为我出来了,你们就结伴欺负我。"麦麦罗怎么听不出来,这俩人肯定是因为自己在外面没有等他们一起出来而故意排挤他。哼,太过分了。

"好了,好了,有什么问题？还是,还是先解决问题吧。"坏家伙头大地看着三个小家伙。哎,每次自己出现后他们貌似都要争辩两句。

## ③疼痛纤维

"那个你刚刚提起的疼痛纤维又是什么东西呀？"麦麦罗这才想起来自己可是有个问题要问坏家伙的,至于那两个吃不到葡萄就说葡萄酸的家伙要果断无视之。

"疼痛纤维呀。"坏家伙略一思考，马上开始回答麦麦罗的疑问，"在你的皮肤中，还有一个非常重要的处理触觉的结构部件——疼痛纤维。如果你骑自行车曾经摔过跤或者曾经被炉子的火苗烧到手，你就应该知道皮肤是与疼痛感受直接相连的。同样你也知道，疼痛的层次种类比那些高楼大厦的层数还要多。你能感觉到肌肉疼，你能感觉到感情上的

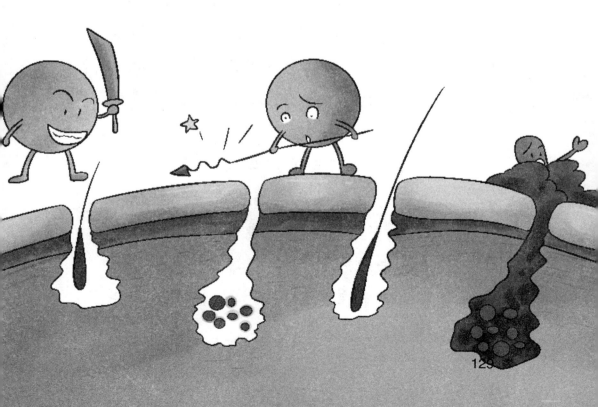

伤痛，你还能感觉到阵阵悸痛或刺痛。"

"这种感觉可能会在身上或者脑袋里，你还可以忽略它或者进行处理。在我们的生活中，我们不喜欢疼痛，也不希望生活中有它。虽然我也希望你们过着没有疼痛的生活，但是我更希望你们能意识到疼痛是一种健康的东西。"

"疼痛就像你身体的烟雾探测器，它在身体中具有警告你可能会经历危险的功能。大家要知道没有烟雾探测器的房子是危险的，因此，疼痛对于你的身体也是具有同样的道理。一个没有疼痛感的身体就没有警告信号，即警告你潜在的危险火焰正在你身体的某处酝酿着。"

"身体内会有两套处理疼痛的神经纤维。一套是携带着引起迟钝疼痛感或是一种恼人感觉的信息；另一套则能迅速传递痛感，比如被刺或被拳击的感觉。"

坏家伙似乎在犹豫要不要说出另一件事

情。"其实，那个……"

"喂，有话就说嘛，这么婆婆妈妈的，我还以为你和安千儿是姐妹呢。"麦麦罗听坏家伙的语气就知道他肯定有什么事情，藏着掖着

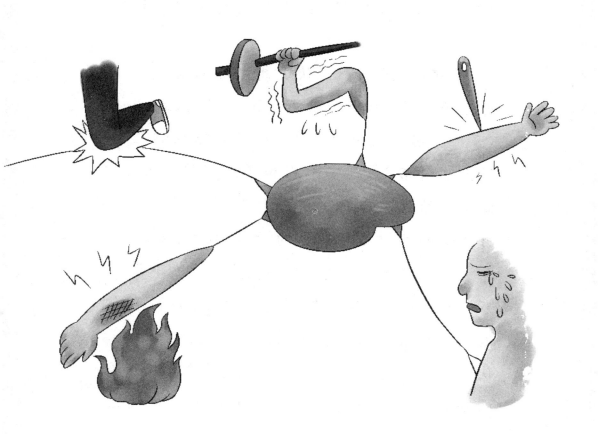

不让大家知道。

"他和你才是姐妹呢，你们才是呢。"安千儿哪能不知道麦麦罗又趁机说自己了，想都不想地回应道。

"那个，那个。"坏家伙没想到两个小家伙又吵起来了，一时手足无措的他赶紧回答，"呃，你们不要吵了，我不可能是你们的姐妹呢。"

"啊？"两个小家伙没想到坏家伙误解了自己的意思，都不约而同地张大了嘴巴。

"其实，我，我是个男的。"坏家伙扭捏着说出这句话之后，安千儿和麦麦罗同时笑了。要怎么给这个单纯的坏家伙解释一下，刚才自己说的和对方是姐妹的话是挪揄对方的。

"别，别笑呀，我真的是男的。"他不说倒好，一说两个小家伙笑得更大声了，独留毛小逗一脸无奈地看着手里的地图。哎，这两个家伙什么时候才可以成熟点儿呢。当然，这句话从脑海里飘过的时候，毛小逗才惊觉自己也是个没长大的孩子。

"哎,对了,你刚才犹犹豫豫地要说什么呢?"麦麦罗终于止住笑,想起了重要的事情。

"啊,我只是想提醒一下,其实你现在出来了刚好可以帮一下毛小逗。"他犹豫了一下还是把这个善意的提醒告诉了麦麦罗。

"让我帮他呀?"听到坏家伙这么说,麦麦罗禁不住得瑟起来,"毛小逗,你求我呀,你求我,我就帮你。"

毛小逗看了看地图上奇怪的标注,随口说了句:"麦麦罗,你能走到大巨人膝盖那个地方不能?"

"怎么不能,你小看我呀。"麦麦罗冷哼一声,直接瞄准大巨人的膝盖走了过去。

其实呀,往大巨人膝盖走可是个漫长而又艰辛的任务,还好大巨人此刻正在睡觉,要不然呀,麦麦罗可怎么走到呢。

"对了,你让我去膝盖干嘛呀?"麦麦罗在快走到那个地方时,突然想起来自己还没弄明白情况，就走了过去。

"因为地图上标注了关于膝跳反射这四个字，虽然我不大理解，可是我觉得那个位置应该在膝盖吧。"毛小逗边说边思考，"你走到膝盖的时候，轻快地叩击膝腱(膝盖下韧带)，看会有什么反应？"

毛小逗又看了一遍地图，确认那个位置没有错，而另一边辛辛苦苦走到膝盖旁的麦麦罗可出了问题了：这大巨人如此巨大，想来皮肯定很厚，自己去敲他的膝盖，岂不是鸡蛋碰石头，不自量力嘛。

当然，以麦麦罗的聪明很快就解决了这个问题。他费劲地走向前去，从随身携带的东西中找出一块很有分量的物体，向大巨人的膝盖丢了过去。作为其他方面一般的麦麦罗扔东西砸人可算是一项神技了，要知道他没事就在家练习丢飞镖。

令麦麦罗想不到的是，刚才还下垂的巨人的小腿在一瞬间竟然做了急速前踢的动作，要不是自己站得远，恐怕挨这一下要一命呜呼了。麦麦罗稳定心思仔细观察了一下，大巨人没有要醒来的意思。他便顺着原路爬了回去，此时此刻丢下小伙伴确实是不道德的事情。

"喂，毛小逗，你说这是怎么回事呀？"麦麦罗把自己刚才遇到的情况详细地说给毛小逗听。

"这个我也不大清楚。"毛小逗低头想了半天都没想起来，"我只是让你去试一下，没想到真的会有这样的反应。"

"这有什么不清楚的。笨，我都知道。"安千儿本来不想插嘴，可是听到两个小伙伴笨成这样忍不住开口了，"这个就是膝跳反射了，就是在膝半屈和小腿自由下垂时，轻快地叩击膝腱，引起股四头肌收缩，使小腿做急速前踢的反应。不信的话，你们在自己身上试一下嘛，我以前试过的。"

"啊，真的哎。"难得麦麦罗这次不与安千

儿争辩。"只是，只是这是为什么呢？"

"这个啊，这个啊。"这个问题可真的难为了安千儿，她刚才说的只是听妈妈说的，至于为什么的问题可真的是不知道呀。

第7章

# 神奇的大脑中枢

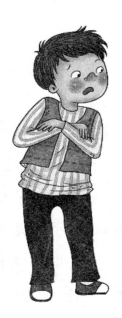

137

神奇的大脑中枢

## ①膝跳反射原理

　　"这个其实是因为……"坏家伙看着安千儿可怜的样子，于是决定站出来救一下急，"膝跳反射是一种最为简单的反射类型，它仅包含两个神经元。神经调节的基本方式是反射，从接受刺激直到发生反应的全部神经传导途径叫作反射弧，包括感受器、传入神经、神经中枢、传出神经、效应器感觉神经元和运动神经元。膝跳反射的神经中枢是低级神经中枢，位于脊髓的灰质内。但是，在完成膝跳反射的同时，脊髓中通向大脑的神经会将这一神经冲动传往大脑，使人感觉到膝盖被叩击了。膝跳反射先完成，然后感觉到膝盖被叩击了，但这些几乎是同时的。"

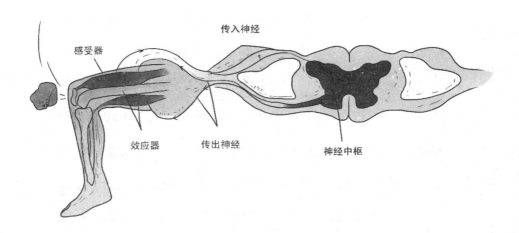

感受器　传入神经　效应器　传出神经　神经中枢

"刺激膝盖处大腿肌肉的感受器，在感觉神经细胞中引发了动作电位，动作电位上行到脊髓，脊髓中感觉神经细胞直接与运动神经元建立突触联系。如果信号足够强，就可以在运动神经细胞中引发动作电位，当这个动作电位传递到大腿肌肉时，股四头肌收缩，股二头肌舒张，即可引起膝跳反射。然而大多数反射要比膝跳反射复杂得多，在脊髓中包括有一个或多个中间神经细胞，将感觉神经细胞和运动神经细胞连接起来。"

"膝跳反射属于腱反射，其感受器是能感受机械牵拉刺激的肌梭。肌梭为一般的肌纤维并行排列，形如梭，两端附着在肌腱上，外有结缔组织囊。囊内含2~12根特化的肌纤维，其中部充满细胞核，无横纹，能感受牵拉刺激。两端有横纹，有收缩力。当叩击膝关节下肌腱时，由于快速牵拉肌肉，梭内肌纤维收缩时，使肌梭感受部分受到刺激而发放神经冲动，由位于股神经内的传入神经纤维传向脊髓。腱反射是单突触反射，传入神经纤维，直接与传出神经细胞的胞体联系。冲动由位于股神经内的传出纤维传递至效应器股四头肌的运动终板，从而引起被牵拉的肌肉收缩，使小腿前伸。此反射通常受中枢神经系统的高级部位影响，其反应的强弱、迟速可反映中

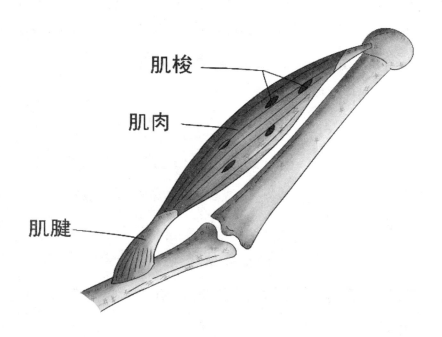

肌梭

肌肉

肌腱

枢神经系统的功能状态。"

"是这样啊。"麦麦罗点点头，一副若有所思的样子。

"那当然了。"坏家伙答道。

## ②坏家伙传来的好消息

"此刻，我还要宣布一个振奋人心的消息：你们已经经过了重重磨难，可以见见我们的司令了。"坏家伙觉得这个时候是该让小家伙们知道找他们来的主要目的了。

"什，什么？"

"司，司令？"

"啊？"三个小伙伴惊讶地张大了嘴巴。怎么回事，还有司令？这，这是要去见高级长官了吗？

"当然了。"坏家伙有点不好意思地说，"没有司令的指令，我怎么有权利来抓你们呢。"

"见了司令就放我们走？"安千儿有点不相信地问道。

"那，那是当然了。"

小家伙们还要再说什么，才发现这里已经空无一人了。又是这样！与此同时，他们三个的脚边突然多了另一张地图，意思简单明了：跟着地图走就可以。

"哎，你说他们也真是奇怪呀，费这么大劲儿也不知是为了什么？"安千儿此刻还处于懵懵懂懂的状态，还在想着外面那些景物，明明就可以出去了，结果，结果……

"很简单呀，之前不是因为什么线路瘫痪了嘛，还让我们帮忙。估计还是有什么大事要我们帮忙。"麦麦罗觉得自己可真聪明，这样的事情都被自己想到。

麦麦罗虽然很不想回到那个恐怖的地方，但想到小伙伴们还没出来，他还是决定要和小伙伴们在一起。

"嗯，应该是，你们仔细看一下线路图，我

们等会儿到那个点集合。"毛小逗大概看了一下，算是明白了，中间那个点应该是他们将要见到彼此的地方。

先不说小家伙们，我们还是回过头看一下那个一直躲在幕后的司令吧，此时此刻他又在干什么。

司令盯着屏幕看了好久，直到身后的人轻轻咳嗽了一声，才转身问："事情办得怎么样了？"

"一切顺利。只是……"那个人低着头似乎在犹豫什么，最后还是说出了自己的疑问，"司令觉得他们能帮到我们？"

"但愿吧。"司令又盯着屏幕，"他们快到了吧？"

### ③三个小伙伴终于相见

"哇哇，好搭档，先抱一个，好久没见到你了。"远远地看到毛小逗，麦麦罗就伸出双手，做拥抱状要扑过去。

"别恶心我。"毛小逗赶紧闪到一边。

"喂,喂,喂。"安千儿看着他们两个互相打闹的样子不满地喊出了声。

"喂什么呀,小千儿。"麦麦罗跳来跳去的,特别兴奋地一会儿碰碰身后的这个,一会儿碰碰那个。

"你,你别乱碰这些东西呀。"安千儿看着麦麦罗毛毛躁躁的样子很担心,生怕他这个粗线条的人再惹了什么事情。

结果麦麦罗还真没让安千儿"失望",他直接碰了一下身边的类似线路的东西,接着就传来了"噼噼啪啪"的声音,这样的声音让安千儿和毛小逗很惊慌。

他们往后退了一步,而全然不自知的麦麦罗竟然用手去碰旁边的东西。

"不要动。"

"不能碰。"

"喂。"

不约而同响起来的三个声音把麦麦罗吓了一大跳,他的手僵在了半空中。

"哎哟,你可吓死我了。"坏家伙很庆幸自己来得及时,要不然真不知道这个麦麦罗又会惹出什么事情来。

"怎,怎么了?"麦麦罗有点儿不解地看着两个小伙伴。

"没,没怎么。"毛小逗摇摇头。

"你们吓我。"麦麦罗慢慢把手放回原位,不甘心地问,"到底怎么了吗?"

"你个淘气包,那些东西岂是能随便碰的。"坏家伙越来越担心,这些小家伙们不会越帮越忙吧。

## ④最高指挥司令官

"那是什么东西?"麦麦罗不解地问。

"这里呀,就是大脑所在的地方了。"坏家伙决定还是先给他们说说其中的利害关系,

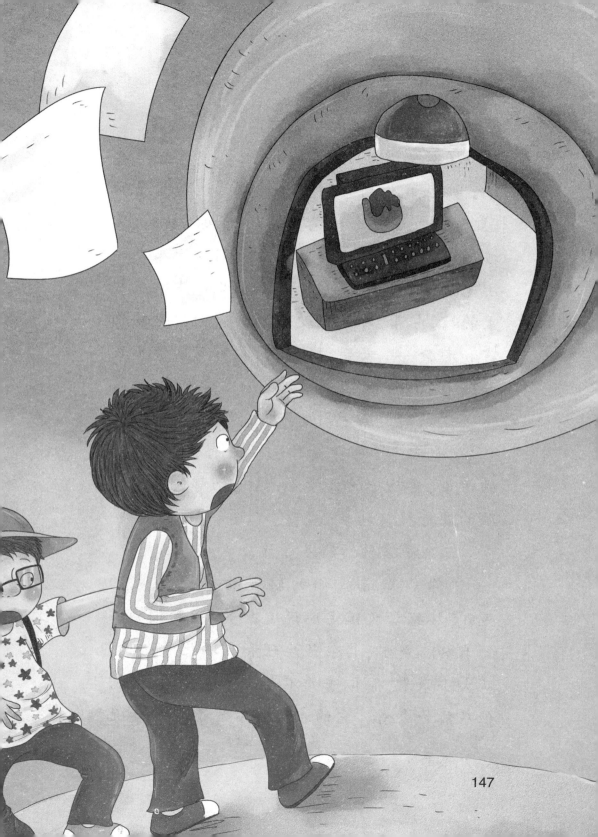

要不然，不知道他们又要惹出什么事情了。

坏家伙继续说道："如果说人体像一所房子，那么我们的大脑，就应该是这座房子的'配电箱'。大脑控制着人体的一切活动，负责拨动所有的人体开关，它是我们成为人类的决定性因素。然而，这个在我们生命中举足轻重的'配电箱'却正遭受着来自我们自身的伤害和考验——吸烟、喝酒、饮食不节制等不良习惯为'配电箱'里的'电路'(比喻血管)短路埋下了定时炸弹；压力、过度思考、不良情绪让'配电箱'超负荷运作……还有，外部环境的污染、食物中的毒素等，这一切都使人类大脑的衰老提前到来。"

三个小家伙听得入了迷。

"你们知道我们的脑是由什么组成的呢？"坏家伙又镇定地说道，"其实，我们的脑约有80%是水，其余是生理和生物化学结构，从大小来看，脑似乎并不是一个重要的器官，但从能力来看，它的表现就不凡了。70千克

体重的人，脑重只能占到约 2%，但它却消耗
了体液循环中 25% 的氧和糖类。"

坏家伙边说边拿出了一张指示牌，只见
上面写着：

颅骨：负责保护大脑。

脑干：与脊髓相连，负责控制许多无意识
行为，如呼吸、消化和心律等。

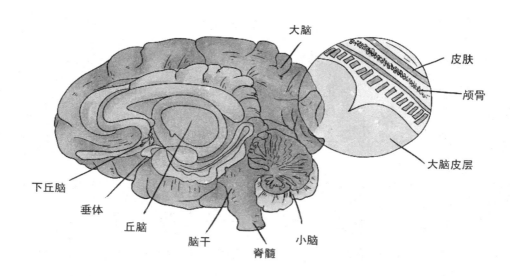

小脑：负责肌肉协调、神经反射以及身体平衡。

大脑：脑活动都发生在大脑皮层，它是人类思维的生产线。大脑分左半脑和右半脑。左半脑控制人的具体行为，如演讲、语言和运算；右半脑控制人的想象活动，如空间思维能力、音乐和直观感受等。

额叶：控制的活动包括计划、个性、行为和情感。此区域使我们能够分辨是非和抽象思维。

顶叶：与触觉和四肢活动的关系最密切。

枕叶：控制视觉。

颞叶：位于人脑两侧，与耳朵基本平齐，负责听觉能力，还有短期记忆。

坏家伙边举着示意牌边接着说道："许多人认为大脑就像计算机——'电脑'，两者都能处理大量信息，而且'老型号'都会经常'死机'。当然，人脑与电脑有许多不同之处，最重要的区别也许是人脑不会自动遵循某种维护法则，而且在你一生中都不停变化。提供技术支持、保证人体硬件和软件尽可能顺利地运行，这是你自己的责任。"

"在通常情况下，多数人的大脑衰老是顺

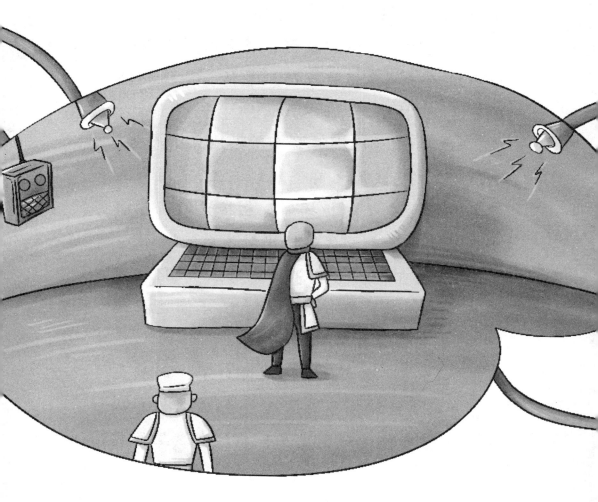

理成章的。年轻人的脑超负荷工作的时候，只会偶尔出些小故障，而上年纪的人的脑则需要必要的更新，才能避免神经保险丝熔断，防止供能严重中断的发生。幸运的是，大脑认知的更新并不像修整房屋那样要与工程承包商签约，你自己就可以办到，而且收效奇妙，能使你的大脑终身运作良好，将正常衰老过程中出现的功能减退情况降到最低，能使脑细胞新生，保持脑思维的敏锐。"

"这样啊。"毛小逗若有所思地点了点头，"哎，那对了，我们之前会来到这里，是因为其实这里有个小小的指挥部，包括我们在外面听到的看到的都要经过这里对不对？"

"怎么可能。"麦麦罗本来有点不相信，可是他看毛小逗的表情特别认真，不像是在开玩笑，就有点不解地问。

"是的。"坏家伙又一次开口了，"的确是的。大脑要处理外界的信息，一般是将信息从感觉器官直接送到脑皮层，然后在这里处理感知到的信息。"

"人眼将图像信息传送至丘脑,人耳将声音和平衡信息送至顶骨叶。但是,嗅觉的情况比较特殊,气味通过位于鼻梁顶端的槽状软骨,刺激嗅球神经。这种神经绕过能过滤信息的脑皮质,将信息送至人脑最初始的部分,在这里,情感反应几乎都是由潜意识产生的。"

## ⑤尾声

"原来是这样,可是你找我们来的原因……呀,不好。"毛小逗的话还没说完,坏家伙突然说出了这样的话,与此同时,他高声喊着:"快点从出口出去。"

"啊。"小家伙们虽然还没明白过来到底是怎么了,可还是很快跑了出去。幸亏他们跑出去得及时,因为在他们身后全部是"噼噼啪啪"被点燃的声音。

直到那个声音越来越小,越来越小,麦麦

罗才鼓足勇气朝里面望了一眼：刚才他们在的那个屋子已经是乱七八糟了。

"台风？"

"海啸？"

"地震？"三个小伙伴猜测了好久也没猜到。

"哎，还是晚了，都走吧。"许久之后他们听到有个苍老的声音响了起来。

"司令，对不起，是属下办事不力。"是坏家伙的声音，他好像受了伤。

"不怪你的，是祸躲不过呀。"苍老的声音重重地叹了一口气，然后说了句，"谢谢你们，小家伙们，你们现在可以……走了。"

这本来是件很让人开心的事情，可是此时此刻却怎么也开心不起来，他们三个犹豫着看了彼此一眼想过去帮忙。

"不要过来了，现在这个局面也不是你们能帮忙的了。你们还是快走吧。"那个苍老的声音再次响了起来，显然这是迫不得已的告别式。

"啊,那,那我们要怎么办？"安千儿看着眼前的两个小伙伴,不知道要怎么办了。

"我们,我们走。"毛小逗回头看了看一片狼藉的司令部扭头就走。

"你,你就这么走了？"麦麦罗有点生气

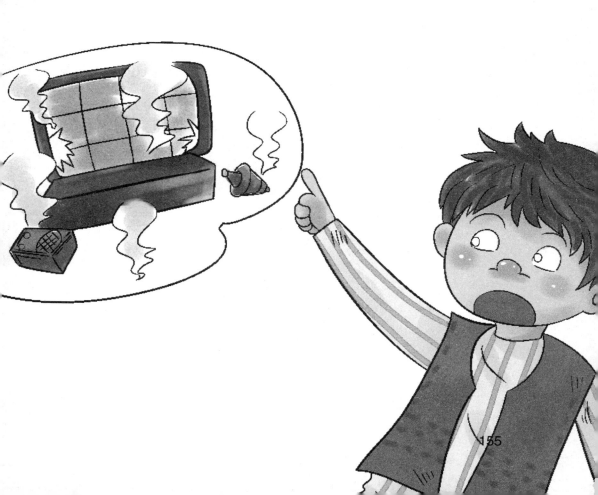

了,"你,你没看到司令部成这样了,你就不打算管管吗?"

　　"喂,毛小逗。"麦麦罗看到毛小逗并不理会自己,忍不住大声喊了出来。

## 下册预告

　　三个小伙伴到底又遇到了什么事情呢，他们最终要不要拯救大脑司令部呢？

　　敬请期待《人体科普童话系列》系列的第七册：《最后一个巨人克洛奇》。

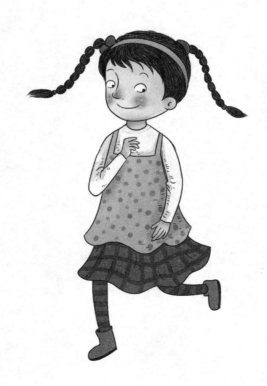